LE
BOUVIER
BRETON,

ou

Traité complet de toutes les maladies connues, qui règnent en Bretagne, sur les bœufs, les vaches et les veaux, dans lequel sont rapportés tous les signes particuliers à chaque maladie, les traitements à suivre, les précautions à prendre, enfin tout ce qu'un fermier doit savoir pour la conservation et l'entretien de son bétail ; suivi d'instructions sur la connaissance du pouls et de la manière d'herber, et d'une observation sur la saignée ;

Ouvrage utile et nécessaire à tous propriétaires ou fermiers qui veulent eux-mêmes traiter leurs bestiaux sans les secours de l'artiste vétérinaire ;

RÉDIGÉ PAR J. FLEURY.

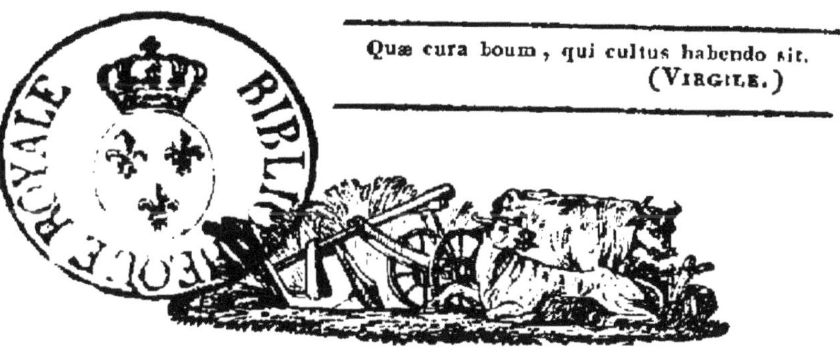

Quæ cura boum, qui cultus habendo sit.
(Virgile.)

NANTES,
IMPRIMERIE DE MELLINET-MALASSIS.

1828.

PRÉFACE.

Sɪ les animaux domestiques sont pour nous, sous tous les rapports, d'un très-grand avantage, nous ne saurions avec trop de soins nous appliquer à ce qui peut en augmenter la propagation. Cette branche de commerce non moins essentielle à notre richesse qu'à notre agriculture, et destinée à seconder nos vues, a attiré l'attention d'un grand nombre de personnes qui n'ont pas jugé indigne de leurs charges, les soins à donner aux animaux malades. La plupart, il est vrai, de ceux qui nous ont donné des traités sur les maladies des bestiaux nous sont entièrement étrangers. Le parfait bouvier, la maison rustique, le guide du fermier et tous ceux qui ont écrit sur les maladies des animaux, n'ont jamais bien connu la température de notre climat, notre manière d'élever et de traiter les bestiaux, les noms particuliers et les propriétés de nos plantes et nos modes de traitements. Ils ont ignoré la taille de nos bœufs, nos termes usuellement employés, et les doses positives de chaque médicament. C'est pour obvier à ces inconvénients que je me suis appliqué à observer les maladies qui régnent le plus communément en Bretagne, les remèdes journalièrement employés, les doses prescrites avec succès, les manières dont on prend soin du bétail, les préservatifs qu'on administre avec d'heureux résultats, et les termes dont on se sert, soit dans le nom des plantes, soit dans celui de la maladie. Les laboureurs, les fermiers et toutes les personnes occupées du soin des bestiaux, trouveront dans ce recueil tout ce qui a rapport à la conservation de leurs animaux. Aucune maladie, aucune infirmité n'ont été omises. Les noms différents et les signes caractéristiques de chaque maladie, les causes qui l'ont produite et le traitement à suivre, y sont rapportés avec toute la précision et toute la clarté possibles. Le but de l'auteur étant de mettre cet ouvrage entre les mains des possesseurs d'animaux, il a tâché de le rendre à leur portée en n'y laissant rien à désirer pour la modicité du volume. Les remèdes qu'il contient sont fondés sur la pratique et les plus grandes expériences. Trop heureux s'il a atteint son but et s'il a merité l'affection et la reconnaissance de ses concitoyens.

LE
BOUVIER
BRETON·

Age du Bœuf.

On nomme bœuf, un taureau qui a été châtré. La femelle s'appelle vache ; ses petits, veaux ; et les jeunes femelles, génisses. On connaît son âge à ses dents. À dix ou quinze mois, il perd ses deux premières dents de devant, qui sont remplacées par deux autres, plus larges et moins blanches. À seize ou dix-huit mois, les deux dents de laits, voisines du milieu, tombent et sont encore remplacées par deux autres : vers trois ans, toutes les dents du devant sont renouvelées par six grosses dents, longues, blanches et qui deviennent noires dans la suite. On s'aperçoit aisément de la vieillesse du bœuf, en ce que ses dents s'usent et deviennent plus courtes, même à l'uni des gencives. À dix-huit ans, le bœuf étant trop vieux, il se dénue de chair.

On pourrait encore trouver son âge à l'inspection des cornes : à quatre ans, il pousse au bas de la corne un bourrelet ; à cinq ans , ce bourrelet s'éloigne de la tête et est remplacé par un autre bourrelet , ainsi de suite , d'année en année.

On dit : à quatre ans l'animal a un bourrelet ; à cinq ans , il en a deux , etc.

Observations générales.

L'étable à bœuf doit être aérée , de sorte que l'air puisse y circuler librement. Comme la grande sécheresse occasionne souvent des fièvres pestilentielles , on observera d'avoir soin d'abreuver ses bestiaux plus souvent que de coutume , leur faisant éviter les eaux trop froides , ou croupissantes , principalement celles où l'on a mis du lin ou du chanvre. On ne les laissera jamais paître , l'herbe chargée de rosée , ni dans le lieu où il y aura eu des bêtes mortes de maladies contagieuses. Si , par quelqu'accident , un animal venait à périr dans l'étable , il faudrait aussitôt parfumer ce lieu , en y brûlant des herbes fortes , telles que Sauge , Romarin, Lavande , Laurier. On conseille aussi de verser du vinaigre sur une pelle de fer rougie au feu et de la promener par tous les coins de l'étable qui pourrait être infectée de contagion. Pour empêcher qu'un mal contagieux ne se communique au bétail , on lui fait prendre , de temps en temps , une once et demie de soufre, demi-once de graine de genièvre et autant de sel , dans du son ou avoine , ou en vin blanc. Après un excès de travail , on ne doit jamais abreuver un animal qui est en sueur, mais attendre qu'il soit ressuyé : sans cette précaution , on occasionnerait des morfondures , des pleurésies , des péripneumonies mortelles , des coliques et plusieurs graves accidents. La coutume de couvrir les bestiaux d'un drap de toile , pendant les grands froids peut être très-bonne ; mais elle a ses inconvéniens ; car quand la pluie vient à imbiber cette toile , l'animal se sèche bien plus difficilement. On doit donc avoir la précaution de le lui ôter , dès qu'il est mouillé ou rempli de sueur. Par là on évitera les maladies. L'herbe trop fraîche prise en grande quantité , les plantes âcres , échauffantes , narcotiques , les champignons connus sous le nom de bouse de vache, ont souvent causé la mort , qui s'annonce par des coliques , des convulsions , des pissements de sang , des dyssenteries , des enflures , etc.

Nous voyons nos bouviers diligents bouchonner et étriller , chaque matin , leurs bestiaux : par cet usage journalier, ils entretiennent leur bétail en santé et en embonpoint, et lui donnent de la vigueur, en facilitant la transpiration.

Symptômes des Maladies, et Remèdes Généraux.

Le dégoût, l'abattement, la tristesse, le froid ou l'extrême chaleur des cornes et des oreilles, la sécheresse de la langue et de la peau, le battement des flancs, la pesanteur de la tête, les efforts pour uriner ; la rétention ou la fluidité des excréments, le poil redressé, la sécheresse de la peau ou sa mobilité, les tumeurs, les enflures, le remuement continuel de la queue, etc., ce sont là les signes ou les avant - coureurs d'une maladie.

On retranchera d'abord toute nourriture à l'animal, et on ne lui donnera que des breuvages faits avec de la farine de seigle ou du son de froment. Si la saignée était nécessaire, on la pratiquerait aussi bien que la purgation, les lavements, les fomentations, les adoucissants, etc., suivant la maladie.

Plusieurs médecins, ne découvrant pas la maladie, ont donné avec succès le remède suivant : argentine, angélique, tanaisie, sang de dragon, de chacun une poignée , une gousse d'ail , un peu de soufre en poudre , un coup de poudre de chasse , pilés ensemble et mêlés dans du lait doux ou de la soupe.

Abcès.

L'abcès est une tumeur qui tend à la corruption ; c'est un amas de sang et d'humeurs qui se forment dans une partie intérieure du corps. On le reconnaît par la tumeur qui s'élève en pointe , par la mollesse , par la blancheur de la peau et quelquefois par le poil qui tombe. Quand l'abcès est à la tête , l'animal porte la tête penchée , les paupières sont enflées, les yeux larmoyants et bordés de rouge ; il sort des naseaux une très-grande chaleur.

Remède. Ouvrez l'abcès , s'il est possible , faites-en sortir l'ordure , et versez dans la plaie de la poix fondue et du sel brûlé et pulvérisé , et donnez à boire un peu de thériaque dans de l'eau.

Si on ne pouvait faire ouverture , il faudrait saigner l'animal à la veine du cou, et lui donner plusieurs breuvages d'eau de son dans lesquels ont aurait mis de la graine de citrouille , de concombre , de courge et de melon.

Pour attirer l'humeur à suppuration ,

on graisse la tumeur de temps en temps avec du beurre frais ou du sain-doux cuit avec un oignon de lis.

Il est bien difficile de connaître l'abcès qui se forme dans le corps : quand on voit que l'animal ne mange pas , qu'il éprouve une espèce de fièvre , sans aucune autre apparence de maladie , on le traite comme ci-dessus.

Quand l'abcès est formé aux poumons, l'animal rend par les naseaux une abondance de pus , et tousse continuellement ; alors la maladie est presque incurable.

Il faut , dans ce cas , retrancher toute nourriture , donner les breuvages d'eau blanche miellée , faire respirer la vapeur de l'eau chaude , et donner de temps en temps des lavements purgatifs , composés de deux pintes deau dans laquelle auront bouilli deux poignées de mauves , deux onces de séné et quatre onces de sel d'epsom.

AIR , MAUVAIS AIR. Voyez *Contagion.*

Apoplexie , Mort subite.

L'abondance du sang , la sérosité des humeurs , les coups, les chutes, les abcès , occasionnent souvent cette maladie , que l'on connaît par la pesanteur

de la tête, les étourdissements, l'assoupissement, l'engourdissement des
membres, l'écoulement des larmes, le
froid des oreilles, des cornes, des
jambes, etc.

Dans l'apoplexie sanguine, on saigne
l'animal deux ou trois fois, et on le purge
avec trois onces de séné bouilli en eau.

Dans l'apoplexie séreuse, on se contente de purger et de donner des lavements, faits avec des feuilles de tabac.

Dans les morts subites, on a soin de
faire ouvrir la première bête : si l'on
trouve une eau rousse dans la taie du
cœur qui l'a fait périr, faites saigner sur-
le-champ vos autres animaux, et donnez-
leur à chacun quatre gousses d'ail dans
une chopine de vin, une noix de muscade et pour deux sous de canelle en
poudre.

Vous les ferez ensuite herber ; autrement, vous risqueriez de perdre ceux qui
se portent bien ; car on a vu des étables
se vider par cette maladie funeste.

La suffocation, produite par des étables
trop fermées, peut produire aussi la
mort subite, à quoi on peut remédier
en y faisant une bonne ouverture.

Apostumes, Tumeurs, Goëtres, Glandes sous la gorge.

Ce sont des tumeurs, une espèce de boule indolente, mobile, sans changement de couleurs entre la peau et la tranchée artère ; elles sont quelquefois si considérables, qu'elles empêchent l'animal de manger.

Si la bête n'a pas perdu l'appétit, vous lui appliquerez l'herbe au poitrail et entourerez l'apostume avec terre franche démêlée avec vinaigre. Il serait bon aussi de lui frotter les cornes et les oreilles avec ail et persil pilés.

Si la tumeur suppurait déjà, on ferait bien de frotter le mal avec molène, bouillon bardane et feuilles de frêne pilées, crainte que ce ne fût une morsure de bête venimeuse.

Plusieurs se contentent d'appliquer sur le goëtre, de l'oseille et des oignons de lis, cuits avec graisse de porc.

On en a vu aussi employer avec succès, la saignée à la veine jugulaire ou du cou, et graisser de temps en temps la tumeur avec graisse de porc. Voyez clou.

Avant-Cœur, Ancœur.

L'ancœur est une tumeur en dehors ou

en dedans du poitrail, vis-à-vis le cœur.
Quand ce mal ne serait pas extérieur, il
est facile à reconnaître; car dans cette maladie on voit le bœuf triste, lourd, la tête
penchée, les yeux stupides et abattus, la
bouche remplie de salive, le poil hérissé, l'é-
pine et le train du dos fort roide, la marche
lente, il ne rumine presque pas, et est sujet
à des défaillances qui le font quelquefois
tomber de son long.

Remède. Percez le poitrail de la bête
avec une alêne, et passez dans le trou une
racine d'ellébore ou pas de corbeau, pour
attirer la suppuration: ensuite frottez le
mal avec du beurre frais, de l'huile de
laurier et de l'onguent d'althéa, afin de
faire sortir l'humeur qui a occasionné cette
tumeur; pour empêcher la malignité de se
communiquer au cœur, il serait bon
de faire avaler gros comme une noix, d'o-
riétan, dissout à froid dans du vin.

Quelques-uns, pour arrêter les progrès
du mal, font une incision à la tumeur, et
introduisent dans la plaie un onguent
composé de huit onces de mouches cantharides, d'autant de sublimé corrosif, de
demi-once d'essence de térébenthine et de
quatre onces d'onguent basilicum, mêlés
ensemble, afin d'attirer fortement les humeurs: ensuite, quand le mal est dissi-

pé , ils recousent la plaie avec du gros fil ciré et une aiguille, et frottent de temps en temps, le mal avec des mauves bouillies en eau. Sur la fin, ils appliquent un emplâtre de cire, graisse et huile, fondues ensemble, pour guérison.

Barbes , Barbillons.

Les barbes sont des excroissances de chair qui viennent au coin de la bouche, à côté de la langue. Elles sont quelquefois **de** la grosseur d'une plume, plus ou moins longues, et empêchent l'animal de manger ; de façon que, quand un bœuf a les barbes, il devient maigre et sans force.

Quoique plusieurs prétendent qu'on ne doit pas les couper, mais employer les remèdes contre le dégoût, cependant, la pratique journalière de nos bouviers est de les faire disparaître avec des ciseaux, et d'appliquer sur le mal un peu de sel et de vinaigre. D'autres les frottent avec du saindoux et du sel pilé.

Battement des flancs.

Le battement des flancs est le signe d'une grande inflammation, s'il a lieu sans que l'animal ait travaillé. On voit ses côtés très-agités ; ils se gonflent et se resserrent, comme s'il avait long-temps couru, ou comme s'il avait fait un excès de travail.

Pour arrêter cette altération des intestins, on administre un lavement de décoction de feuilles de bourrache et de chicorée sauvage, dans trois chopines de lait doux : ensuite on fait avaler un breuvage de suc de poireaux, dans trois ou quatre chopines d'eau tiède. La nourriture doit être de bonne herbe, en été, et du son trempé dans l'eau, pendant l'hiver. Il est nécessaire de retrancher le foin pendant quelque temps, parce qu'il est contraire aux flancs altérés.

Blessures.

Dès qu'on s'aperçoit qu'un animal a reçu quelque coup, il faut sur le champ, bassiner la partie avec de l'eau dans laquelle on aura mis autant de sel qu'elle peut en dissoudre, afin d'arrêter l'engorgement et les progrès de l'inflammation. On pourrait encore y appliquer un morceau de mie de pain trempé en eau fraîche, en ayant soin de le tenir toujours humide.

Si les chairs meurtries venaient à suppuration, on emploie les remèdes cités plus haut, pour l'abcès.

Quand, par quelqu'accident, le talon ou la corne du pied vient à être blessée par le soc de la charrue, ou autrement, on ap-

plique sur le mal de la poix noire, de vieux
oing, du soufre, que l'on étend sur un
bandage de laine grasse, et on garantit de
l'humidité.

Boiterie, Boitement, Clochement.

Lorsque l'animal ne s'appuie qu'avec
peine sur un pied, on juge qu'il y a quelque douleur dans ce pied : alors il faut tâ-
ter la jambe, depuis la pointe de l'épaule
jusqu'au sabot, pour voir si le mal est ap-
parent ou non.

Si vous n'apercevez ni enflure ni sensibilité, il n'y a point d'autres remèdes que
les bains et le repos.

Si ce mal est occasionné par le froid,
vous laverez le pied malade, et y ferez une
petite ouverture avec la lancette, pour en
tirer le sang. Vous laverez ensuite la plaie
avec de l'urine, et y répandrez un peu
d'huile chaude, que vous couvrirez avec des
étoupes.

Si c'est du sang qui s'est porté dans le
pied, ce que vous connaîtrez à une grande
chaleur de la corne, vous tirerez ce sang,
en fendant un peu l'ongle au milieu de la
fourchette, et appliquerez de vieux oing sur
la plaie, ou des étoupes imbibées de vinaigre
et de sel pilé.

Si c'est une piqûre telle que gravier, clou, voyez le remède à l'article *piqûre*.

Si c'est une enflure, voyez l'article *enflure*.

Bouché dans le corps.

Quand un animal est bouché, il ne prend aucun aliment et ne rend presque point d'excréments ; il est triste et un peu enflé quand on lui a fait avaler quelque nourriture. On conseille de faire prendre une pinte d'huile d'olive dans six blancs d'œufs ou un breuvage d'eau de savon avec un peu de son.

Maladies de la bouche.

Les maladies de la bouche sont les aphtes, le charbon, les ulcères, la langue excoriée.

Les aphtes sont de petits ulcères blanchâtres, situés sur la langue, les lèvres, les gencives et le palais : ils annoncent une bouche échauffée. Pour les dissiper, les uns les frottent avec du vitriol, d'autres prennent de l'ail, du sel, du poivre et du miel qu'ils mêlent avec du vinaigre, et enveloppent dans un baillon ; ils le mettent de travers dans la bouche de l'animal pendant une heure, soir et matin.

Quand la langue est excoriée ou pelée, on la lave de temps en temps avec du vin rouge tiède, dans lequel on a mis du miel. Il serait bon aussi de lui tenir dans la bouche un baillon induit de miel, pendant une demi-heure, deux ou trois fois le jour.

Boursouflure.

La boursouflure est une tumeur remplie de vent entre cuir et chair, qui occupe, tantôt le cou, les épaules, tantôt le ventre, les testicules et quelquefois tout le corps : cette enflure est molle, blanche.

Si la boursouflure se trouve aux environs d'une plaie, on en fait sortir l'air en la pressant avec la main.

Si elle est répandue partout le corps, on fait avaler à l'animal deux onces de thériaque dans une bouteille de vin rouge. Le lendemain, on lui donne un breuvage d'une poignée de feuilles bourrache, autant de sauge et de fleur de sureau, bouillies dans deux bouteilles d'eau avec une once de suie de cheminée ; ensuite on couvre l'animal, afin de le faire suer, et de procurer la sortie de l'air par les pores de la peau. L'exercice est encore très-avantageux.

Bouse sèche.

Quand on s'aperçoit qu'un animal rend la fiente sèche ou qu'il est constipé, on lui fait avaler gros comme deux œufs de graisse, autant de miel dans une écuellée de lait doux afin de le ramollir.

La graine de noirprun est aussi très-bonne pour ramollir en en faisant avaler. *Voyez constipation.*

Boyaux, Douleurs de boyaux, Bruissement de Boyaux.

Pour guérir les douleurs, les bruissements de boyaux qu'excitent les vents, les matières crues, l'acrimonie des humeurs qui bouillonnent et fermentent dans les entrailles du bœuf, on lui retranche d'abord toute nourriture ; ensuite on lui fait avaler, une fois par jour, pendant trois jours de suite, huit onces de myrrhe dans trois chopines de vin rouge et autant d'huile d'olive, que l'on partage en égale portion.

Brulûre.

Les animaux peuvent être brûlés lorsque le feu prend à l'étable, ou échaudés avec de l'eau bouillante.

Vous ferez bouillir des crotins de cheval avec de la graisse ; ensuite vous passerez la liqueur avec un linge et, de cet emplâtre vous en couvrirez la brûlure.

Ou bien, vous frotterez d'abord la partie brûlée avec de l'eau froide dans laquelle

vous aurez auparavant fait bouillir une
poignée de feuilles de mauves, ensuite vous
la graisserez avec du beurre frais, ou de
l'huile d'olive, ou de l'essence de térébenthine jusqu'à guérison.

Les pommes de terre pilées et appliquées
plusieurs fois le jour sur la brûlure sont
encore un excellent remède.

Catarrhe.

Le catarrhe est un écoulement d'humeurs
âcres des naseaux dans la gorge, ou sur
les yeux, provenant d'une grande humidité du cerveau : on pourrait aussi l'appeler
rhume du cerveau ; car les yeux de l'animal sont enflés.

On saigne d'abord l'animal sous la langue,
ensuite on lui fait prendre le suc de plusieurs herbes fortes, telles que porreau,
rue, ache savinier.

J'ai vu une vache avoir les deux yeux
enflés extraordinairement. On lui mit du
miel dans les yeux, et ils désenflèrent : le
lendemain, on lui plaça l'herbe à la veine
du cou, et elle guérit très-promptement.
Il fallut néanmoins pour ronger la taie qui
s'était formée sur les yeux, y mettre du
tabac pilé.

Mal du Cerf.

On donne ce nom à une maladie dans

laquelle l'animal devient roide le long du cou, et enflé du corps et de la tête; sa peau est dure, ses yeux sont vifs, agités, quelquefois égarés, quelquefois rouges et pleins de sang : l'eau rousse et corrosive qui roule entre la peau et la chair, rend la bête furieuse et folle, et enfin la fait périr. On pense que cette maladie se communique aux autres bestiaux.

Pratiquez plusieurs bonnes saignées à la veine du cou, et faites avaler abondamment une décoction de feuilles de laitue, de chicorée sauvage, de bourrache, de molène, de mauve, bouillies légèrement dans de l'eau. On répète ce breuvage jusqu'à guérison. Il serait bon aussi de l'herber, afin d'attirer l'acrimonie des humeurs.

Chancres du nez, de la langue.

Les chancres sont de petits ulères qui viennent au nez, à la langue.

Le meilleur moyen de les détruire, est de les couper, d'en faire sortir le sang, et de les frotter avec la pierre de vitriol, à différentes reprises, jusqu'à ce qu'ils deviennent d'une couleur blanchâtre ; ensuite vous laverez la plaie avec de l'eau dans laquelle vous aurez fait bouillir feuilles de ronces, de noyer, une cuillerée de miel , et trois poignées d'orge : vous pourrez aussi y ajouter du vinaigre et de l'eau-de-vie camphrée. Voyez charbon.

Maladie appelée Charbon de la Langue.

Le charbon est une tumeur ou pustule jaunâtre, pâle, enflammée , tirant un peu sur le noir , qui se forme sous la langue des animaux attaqués de cette maladie ; on en trouve même tout autour de la langue : ces vessies livides ou blanchâtres , s'ouvrent presqu'aussitôt qu'elles sont formées : elles répandent une humeur si âcre et si corrosive , que , descendue dans l'estomac , elle gonfle et tue la bête en peu de temps.

Il y a une autre espèce de charbon de la langue , qui est dur , rond , occasionné par une gangrène ; quelquefois , aussi , il se manifeste au palais. Les signes de cette maladie sont , la perte de l'appétit , la tristesse , la langue enflammée , quelquefois coupée , percée et couverte d'ulcères.

Remède. Il faut , aussitôt qu'on aperçoit ces boutons ou pustules , les faire disparaître en les raclant avec une pièce d'argent et en tirer le pus avec le sang ; ensuite frotter la partie avec sel , poivre, quelques gousses d'ail pilées , lavande ,

serpolet , thym , Romarin , trempés en
fort vinaigre. Ce remède dissipera le mal
et rendra sur-le-champ l'appétit à l'animal.

D'autres , après avoir coupé les ulcères
avec des ciseaux , frottent la partie avec
du vitriol , comme il est dit à l'article
chancre.

Charbon de la Peau et des autres parties du Corps.

Ce charbon s'annonce d'abord par une
petite tumeur de la grosseur d'une noix,
qui devient si considérable en peu de
temps , qu'au bout de douze heures
elle est parvenue à la grosseur de la tête;
d'autres fois , il s'étend en largeur entre
cuir et chair ; il rend la peau boursouflée , rude , sèche, et elle craque comme
un parchemin , lorsqu'on la touche. On
a encore remarqué des taches blanches, noires ou livides sur la peau, causées par l'humeur âcre et corrosive qui mine en dessous. Une autre espèce de charbon nommé peste blanche , est moins sensible ;
car les boutons sont dans l'épaisseur des
chairs ; et, en passant la main sur le corps
de l'animal , on aperçoit des duretés
rondes ou enfoncées ; le battement du
pouls est très-vif , les yeux rouges et enflammés , une fièvre continuelle , un dé-

goût, une tristesse, souvent un froid aux cornes, aux oreilles et aux extrémités, une douleur vive lorsqu'on touche les parties affectées, et quand l'humeur a atteint les organes essentiels à la vie, l'animal meurt dans l'espace de trent-six heures, tuméfié et gangréné.

Remède. On commence d'abord par faire ouverture à l'ulcère avec un instrument tranchant, s'il est possible, et on en tire l'humeur ; on applique ensuite sur la plaie un emplâtre composé de mouches cantharides, de sublimé corrosif en poudre, de chacun un gros, de l'essence de térébenthine, une demi-once ; de l'onguent basilicum, trois onces ; le tout mêlé ensemble. Si l'animal est sanguin, il sera bon de faire une saignée, dès le premier ou second jour de la maladie. Sur la fin du traitement, on panse la plaie avec de l'eau-de-vie camphrée.

S'il n'est pas possible de couper la tumeur, on la brûle avec un fer rougi au feu.

Quand la tumeur est répandue sur le corps, on l'incise en plusieurs endroits ; on la lave avec du vinaigre et on applique dessus le remède précédent. Il conviendrait d'employer sur la fin, un ou deux purgatifs, pour parfaite guérison. Voyez peste blanche.

Musaraigne, Charbon.

La musaraigne est un petit animal de la grosseur d'une taupe : le vulgaire prétendait que lorsqu'un bœuf avait été mordu de cette petite souris , la plaie s'enflait et devenait mortelle ; il suffisait même que la musaraigne passât sur le dos du bœuf, pour qu'il devînt éreinté. On a reconnu que cette maladie n'était qu'un charbon , qui se manifeste d'abord par une petite tumeur à la cuisse, qui fait boiter l'animal. La jambe s'enfle en peu de temps , la fièvre survient , le dégoût , l'abattement; et , en moins de vingt-quatre heures , la bête périt si on n'y apporte un prompt secours. C'est une humeur âcre et brûlante qui se fixe à la cuisse , et se communique au cœur.

Remède. Les anciens perçaient la tumeur avec une alêne d'airain et la frottaient avec du savon trempé en vinaigre : ou ils appliquaient sur le mal , du cumin broyé avec de la poix résine et de vieux oing.

Nos modernes fendent la peau de la tumeur dans toute sa longueur, pour donner issue à l'eau rousse qui y est contenue : ils bassinent la plaie d'heure en heure pendant six heures , avec de l'essence de térébenthine , et la lavent en-

suite avec de l'eau dans laquelle auront
bouilli une poignée de feuilles de ronce ,
autant de feuilles de rue ou de savinier ,
ils y ajoutent une demi-livre d'eau-de-vie
camphrée et autant de vinaigre. Après
cette opération ils recouvrent la plaie
avec un emplâtre de mouches cantharides ,
de sublimé , d'essence de térébenthine et
d'onguent basilicum , en suivant le traitement marqué à l'article charbon.

Fièvre charbonneuse , Mort subite.

Cette maladie n'a pas plutôt atteint
l'animal , qu'il meurt une ou deux heures
après , quelquefois même sur le champ.
Au commencement il paraît étourdi ,
égaré , les yeux gros et enflammés ; il
lève et baisse la tête , se tourmente et
se plaint ; ensuite il chancelle et tombe
mort.

Comme il n'est guère possible de remédier à cette maladie à cause de ses progrès rapides , il faut employer les remèdes préservatifs pour les animaux sains;
car presque toutes les maladies charbon-
neuses se communiquent aux autres bestiaux. Vous ferez donc une ou deux fortes
saignées à la veine du cou , et pendant
plusieurs jours , vous donnerez le breuvage suivant : une poignée de bourrache

ou de buglose , autant de chicorée sauvage , une poignée de rimberge ou mercuriale , le tout bouilli dans un pot d'eau, une once de sel de nitre et un peu de camphre. Il serait aussi bien avantageux de purger l'animal avec une décoction de feuilles de séné et du sel d'epsom. Ensuite on met un séton sous la gorge de chaque animal, pour attirer la suppuration.

Un médecin vétérinaire ayant été appelé à la visite d'un bœuf malade, le trouva mort à son arrivée. Il l'ouvrit et trouva à la taie du cœur une eau rousse qui l'avait fait périr; il saigna à la veine du cou toutes les bêtes de l'étable , et leur fit prendre à chacune quatre gousses d'ail , une noix de muscade et pour deux sous de canelle , dans une chopine de vin blanc, ensuite il les herba au cou , et aucun animal ne périt.

Cirons ou ardens à la queue.

Les cirons sont de gros crins ou poils qui viennent à la queue du bœuf. Ils paraissent comme brûlés ou rôtis par le bout, et font tomber les autres , si on ne les arrache, ou si on n'y remédie.

Prenez du frêne , et après l'avoir pilé, vous en tirerez le jus que vous mêlerez avec du vinaigre, et en frotterez la queue de l'animal.

Clou ou Furoncle.

Le clou est une tumeur ou un petit abcès rouge, enflammé, qui tend à supuration.

On fait mûrir le clou avec un emplâtre de levain et de vinaigre démêlés ensemble et appliqué sur la tumeur ; ensuite, on nettoie la plaie avec de l'urine chaude.

CLOU DANS LE PIED. Voyez *Piqûre.*

Cœur (mal de), Bondissement de cœur, Envie de vomir, Soulèvement de cœur.

L'animal fait des efforts pour vomir ; il éprouve un battement des flancs très-fréquent ; ses yeux sont tristes et mornes; quelquefois la sueur découle de son corps.

Pour arrêter ce soulèvement de cœur, on lui frotte le mufle et les nazeaux avec des porreaux pilés et mêlés avec vin, et on lui en fait avaler. Plusieurs y ajoutent de l'huile de noix, principalement à la colique ; ou on lui fait prendre, gros comme une noix, d'oriétan ou de thériaque, dans une chopine de vin ; on frotte le mufle avec de l'ail pilé, et on lui fait manger une grande quantité de porreaux , ciboules et autres herbes fortes , avec du sel et du vinaigre.

Si le soulèvement de cœur est causé par la colique. Voyez *Colique.*

S'il est occasionné par la retention d'urine ou vouloir uriner , vous ferez avaler deux écuellées d'eau tiède , dans laquelle vous aurez fait fondre une poignée de sel. Voyez *Retention d'urine.*

Faiblesse de Cœur.

Lorsqu'on ne sent aucun battement de cœur, et que l'animal est froid partout le corps , il faut ranimer la circulation du sang , en le frottant , pendant quelque temps, avec un bon bouchon de paille , partout le corps , afin de faciliter la transpiration et de ranimer la chaleur : ensuite , pour le fortifier , on lui fait avaler une once de thériaque , une noix de muscade dans une chopine de vin , et on le tient chaudement. Si la sueur se supprime tout à coup après une in-flammation , c'est un signe de mort.

Palpitation de Cœur.

Dans la palpitation de cœur , le pouls est faible , inégal ; l'animal rend des vents , éprouve des étourdissements , causés par le défaut de circulation du sang. Le retranchement de nourriture et un breuvage d'eau, dans laquelle on aura fait bouillir de la farine de seigle, pourront rétablir la santé.

Souvent la palpitation de cœur, marquée par un pouls faible et entrecoupé, par des sueurs froides, un abattement continuel, est l'annonce de la mort.

Colique, Tranchée, Brigade de Ventre, Cru de Ventre.

On donne le nom de colique à une douleur plus ou moins violente que l'animal ressent dans le bas-ventre. Elle peut être occasionnée par différentes causes, comme on peut le voir à l'article tranchée. Dans cette maladie, la bête se plaint, se roidit, se tord, s'étend du cou à la cuisse, au ventre, se lève, se couche, et ne peut rester à la même place. Quelquefois elle est comme baignée d'eau par la sueur. Au cru de ventre elle targe et gonfle un peu après avoir bu, et ne mange presque pas.

J'en ai vû guérir cette maladie en fendant la queue de l'animal à l'extrémité, ainsi que le bout des oreilles, pour en faire sortir le sang. Ils lui frottaient rudement le ventre avec un bâton ; et,

si le mal continuait, ils lui faisaient avaler
des oignons cuits et trempés dans du
vin ; ensuite ils promenaient la bête pendant une demi-heure. De retour à l'étable,
ils la couvraient et la tenaient chaudement; d'autres se contentaient de percer la
chair autour des ongles et d'en tirer le
sang.

Remède. Faites avaler dans une écuellée
de lait doux ou dans du vin, quatre
œufs de poule, du soufre pilé de la
grosseur d'une noix, et un quarteron de
graisse de porc. Le jour suivant, vous
donnerez deux breuvages : le premier
sera composé d'une poignée de laurier
pilé, d'un coup de poudre et d'autant
de soufre, dans une écuellée de lait doux.
Au second breuvage vous mettrez une
poignée de rue, autant de tanaisie pilées
dans une bouteille de vin.

Quelques-uns ont guéri promptement
l'animal, en lui faisant avaler quatre
jaunes d'œufs, mêlés avec de la farine de
seigle.

D'autres ont donné pour la colique,
épurge, bourrache, sang de dragon,
argentine, colopante et valériane de la
valeur de deux poignées, dans deux
écuellées d'eau avec un quarteron de
graisse. Voyez *Tranchée.*

Constipation, Ventre Resserré, Bête rétreinte, Bouse Sèche, Tenesme, Ramollissement.

La constipation est une retention des excréments causée par leur sécheresse et leur dureté ; c'est le contraire du flux de ventre, car il ne peut fienter.

Nos laboureurs font avaler en pareil cas une poignée de graisse de porc avec de la graine de nerprun, ou graisse de porc, ou miel dans une écuellée de lait doux.

Remède. On donne un lavement d'une décoction d'environ une bonne poignée de feuilles de mauves ou de bouillon blanc dans une bouteille d'eau : et si la sécheresse est considérable, on a recours à la saignée et aux breuvages émollients, comme deux pintes de petit lait, ou plusieurs breuvages, comme une poignée de laitue, de mauves et de chicorée sauvage en même quantité, dans trois bouteilles d'eau qu'on aura fait bouillir ensemble. Si, un ou deux jours après, l'animal était encore retreint ou constipé, on le purgerait en lui faisant avaler, tiède, une demi-livre d'huile de lin, ou huit grains d'émétique dans une bouteille d'eau tiède.

Contagion, *Fièvres Pestilentielles*, *Maladies Épizootiques.*

La contagion produit sur les animaux le même effet que la peste sur les hommes : un seul animal infecté peut la communiquer à un très-grand nombre en peu de temps.

Cette maladie s'annonce ordinairement par une fièvre et une perte d'appétit : les yeux deviennent rouges et larmoyants ; une bave gluante et épaisse découle des nazeaux , de la bouche ; la toux devient fréquente et est accompagnée d'une respiration pénible et gênée , d'où s'en suivent une tristesse et une extrême langueur. La peau devient quelquefois roide ou mollasse, et est comme séparée de la chair : un flux de ventre , qui rend des matières séreuses ou sanguinolentes , annonce la mort prochaine , à moins que des sueurs abondantes , des évacuations fétides , des charbons , des pustules , ne prolongent l'existence. A l'inspection de la langue on y trouve à sa racine et même à sa surface de petits abcès ou ulcères enflammés et chancreux qui la rendent noire , l'excorient et la corrodent.

Remède. On commence d'abord par extirper les ulcères de la langue avec un instrument tranchant , et à en faire sortir la sérosité : ensuite on la lave avec de fort vinaigre , du sel et du poivre pilé. Sous la gorge , à l'endroit appelé fanon , on perce la peau , et on y passe un morceau de racine d'ellébore ou pas de corbeau , pour attirer la suppuration. Après ces opérations , on donne une once de thériaque dans une chopine de vin rouge , et on purge le lendemain avec séné , racine d'hièble , d'iris ou flamme, turbit et aloès , de chacun deux onces : on mêle le tout ensemble avec deux poignées de farine de seigle , et on en fait trois ou quatre petites boulettes qu'on fait avaler chaque jour, une ou deux par jour. Il est essentiel de donner des médicaments propres à exciter la transpiration , comme une once de thériaque et une noix de muscade dans trois chopines de vin ; ou une once d'oriétan , autant de poudre de vipère dans une chopine d'huile et une bouteille de vin. Pendant tout le temps de la crise , on tient l'animal chaudement en le couvrant avec deux ou trois doubles couvertures , et on ne lui donne pour toute nourriture pendant les trois ou quatre premiers jours , qu'un peu de paille , avec quelques poignées de feuilles d'oseille , de laitue , de chicorée et de mauve. Les fumigations de temps à autre , doivent aussi être employées.

Un bœuf attaqué de contagion avait plusieurs ulcères noirs sous la langue ; le vétérinaire ayant fait disparaître ces pustules et herbé l'animal , comme nous l'avons dit plus haut , fit une saignée à la veine du cou , retrancha presque toute nourriture , et donna souvent une boisson d'eau blanchie avec de la farine de seigle. Il réussit parfaitement dans la cure.

Dès qu'on s'aperçoit qu'un animal est attaqué de maladie épizootique , il faut le séparer des sains , lui mettre un séton au poitrail et un baillon dans la bouche, induit d'un masticatoire composé de deux gousses d'ail pilées ; miel , deux onces ; poivre, demi-once, demi-cuillerée de sel , le tout bouilli avec un peu de vinaigre : plusieurs lavements composés de feuilles de mauve ou de molène , dans deux bouteilles d'eau avec un peu de vinaigre : des breuvages de deux ou trois pintes d'eau dans laquelle on aura fait bouillir chicorée sauvage , oscille , de chacun une poignée , auxquels on joint un verre de fort vinaigre , seront administrés de temps en temps , jusqu'à ce que l'appétit revienne et que la guérison soit à peu près parfaite.

Il est très-prudent d'employer ce remède à l'égard des animaux qui auraient communiqué avec d'autres attaqués de contagion.

Contusion, Coup de cornes dans le ventre ou autre partie.

Les animaux en se battant sont sujets à recevoir des coups de cornes dans le ventre , d'où il en résulte souvent une bosse plus ou moins grosses , et quelquefois une plaie assez considérable.

Si la contusion est considérable et si les boyaux tombent sur la peau , il faut les faire rentrer à leur place , laver la partie avec de l'eau-de-vie camphrée , et mettre un bandage de toile pour les soutenir.

S'il y a tumeur avec plaie , il faut laver la plaie avec de l'eau tiède , coudre l'ouverture avec du fil ciré , et laver de temps en temps la partie avec eau-de-vie camphrée , graisse de porc et savon neuf ratissé , ou avec graisse de porc et cire jaune fondues ensemble.

S'il n'y a qu'une écorchure et un enlèvement de la peau , servez-vous du remède marqué à l'article écorchure.

Corne Cassée, Fracassée.

Lorsque l'animal par un effort inopiné

s'est fracassé la corne, si elle n'est pas tout-à-fait rompue, vous y appliquerez de la racine de consoude pilée, pendant quelque temps ; et vous vous abstiendrez de livrer la bête au travail pendant trois semaines.

Si la corne est entièrement brisée, ou presque entièrement rompue, vous la couperez avec une scie, et arrêterez le sang qui sortira avec abondance, avec une poignée d'orties pilées avec une demi-poignée de sel, que vous couvrirez avec de la filasse. Le charbon pilé a le même effet. Ou bien vous couvrirez la plaie avec un linge trempé en vinaigre, huile et sel pendant deux jours : au troisième jour, vous y appliquerez de la poix, de l'huile et de vieux oing fondus ensemble, et les couvrirez d'étoupes.

Si la gangrène se formait dans la moële de la corne, vous y mettriez de l'eau-de-vie camphrée.

S'il s'y engendrait des vers, vous les feriez disparaître avec un porreau pilé avec sel et appliqué sur le mal.

Courbature.

La courbature est une inflammation du poumon, qui vient d'un excès de fatigues ou d'un travail forcé. C'est à peu près la même maladie que la pleurésie, et elle se traite de la même manière. Voyez *pleurésie*.

Cours de Ventre, Flux de Ventre, Diarrhée.

Le flux de ventre n'est qu'un bénéfice de santé s'il ne dure pas plus de deux jours ; mais après ce terme, il affaiblit extrêmement le bœuf, surtout lorsque les déjections sont fréquentes, liquides, bilieuses et semblables à des raclures de boyaux, entremêlées de sang.

Comme cette maladie est ordinairement occasionnée par l'âcreté de la bile, les aliments indigestes, les boissons froides, il faut, le premier jour du traitement, ne donner pour nourriture qu'un peu de paille et du son sec. La boisson sera de l'eau tiède dans laquelle on aura démêlé de la farine de seigle ou d'orge ; les lavements d'eau dans laquelle on aura fait bouillir de la graine de lin, une poignée de feuilles de mauves et délayé trois jaunes d'œufs crus seront administrés : le lendemain et les deux jours suivants, on fera avaler une pinte de décoction de baies de genièvre avec une once de thériaque.

Si le flux de ventre continue, on fait bouillir dans une pinte d'eau, feuilles ou racine de grande consoude, plantin, ortie

piquante et écorce de chêne : on en tire
la liqueur et on la mêle avec une bouteille
de vin rouge. On donne de ce breuvage à
la quantité d'une chopine, de deux heures
en deux heures.

Nos bouviers arrêtent fort bien le flux
de ventre, en faisant bouillir une demi-
main de papier haché dans deux pintes
de lait doux avec un peu de beurre, et
en le donnant à boire à l'animal. Voyez *flux*.

Crampe au Jarret, Engourdissement, Goutte.

Après une marche forcée, le bœuf res-
tant oisif ou pénétrant dans l'eau, se re-
froidit ; ses jambes échauffées deviennent
roides par le défaut de circulation du sang.
D'autrefois cet engourdissement vient de
ce que l'animal n'a pas fait d'exercice depuis long-temps.

Faites bouillir une écuellée d'urine, deux
poignées de son et une poignée de sel :
trempez dans cette eau un bouchon de paille.
Frottez rudement le jarret et la jambe de
bas en haut, et appliquez-y de ce mélange
pendant 24 heures.

Ou bien, lavez plusieurs fois la jambe
avec une poignée de sel fondu dans une
chopine de vinaigre. On pourrait aussi
frictionner la jambe avec de l'essence de
térébenthine.

Enflure appelée Cru-Volant.

Le cru volant est un apostume, ou une enflure dure, sur une partie du corps de l'animal, occasionnée par des fraîcheurs, des vapeurs mal-saines. Si, par exemple, un bœuf se couche sur une terre fraîche, ou sur un animal venimeux tel que crapaud, la partie qui aura touché cette eau corrosive se gonflera, et il s'y formera une tumeur.

Il faut d'abord frotter la tumeur avec de la graisse et appliquer, tout autour, de la terre franche, délayée avec de fort vinaigre ; ensuite bassiner souvent l'enflure avec des morceaux de pots ou avec une tuile chaude.

Mal de Cuisse.

Quand un animal ne s'appuie qu'avec peine sur un pied, on glisse la main le long de la jambe malade pour en reconnaître la cause : arrivé à la douleur, la bête se débat et s'agite fortement.

Si ce n'est qu'un amas de sang à la cuisse on y fait de fréquentes saignées, et on frotte la partie avec un peu d'huile d'aspic et de l'eau-de-vie camphrée.

Si c'est un dépôt d'humeurs, il faut l'attirer à suppuration, en y appliquant oignon de lis, oseille et poirée cuits dans de la graisse de porc. On peut aussi y mettre du levain de seigle.

S'il est nécessaire de faire ouverture, on perce la tumeur, on en tire les matières corrompues, et on entretient la suppuration avec des feuilles de bettes et de choux cuites dans du beurre.

Si la cuisse est démise ou disloquée ; Voyez *épaule disloquée ou entorse.*

Dartres ou Herpes.

Les Dartres sont des maladies de la peau qui causent des démangeaisons à l'animal et font tomber le poil. Elles occupent particulièrement la peau de la tête, du cou, quelquefois elles s'étendent jusque sur le dos qui est tacheté d'une matière farineuse, vive, rougeâtre ou couvert d'une croûte remplie de matière mordicante, qui cause des démangeaisons et le font se gratter quand il en trouve l'occasion. Les unes sont vives et enflammées, les autres farineuses.

La plupart de nos bouviers font dissiper ces dartres en les frottant avec du levain, du vinaigre et du sel.

D'autres, principalement pour les dartres vives, saignent l'animal et le frottent plusieurs fois partout le corps avec du tartre broyé avec du poivre et de la suie de cheminée, ou avec de vieilles noix et du sel pilés, mêlés avec vinaigre, et appliqués sur les dartres invétérées.

Le traitement actuel pour les dartres, est de mettre l'animal au son, à la paille et à l'eau blanche pendant trois jours ; au quatrième jour on lui fait avaler, pendant cinq ou six matins à jeûn, trois bouteilles d'eau dans laquelle on a fait bouillir une poignée de guimauve ou de mauve, et une demi-once de gomme adragante; on frotte et on applique sur la partie une poignée de graine de lin qu'on aura fait bouillir dans du lait, ayant soin de le renouveler trois fois le jour, jusqu'à guérison.

Dégoût, Apppétit Perdu.

Quand on voit le bœuf avoir devant lui de bon fourrage qu'il ne mange pas, sans être rassasié, ou qu'il le rejette, c'est ordinairement le commencement d'une maladie qu'on doit prévoir. On doit le mettre à la diète, c'est-à-dire lui retrancher la nourriture et lui faire boire de l'eau blanche de farine de seigle, en attendant que la maladie se déclare, ou que l'appétit revienne. On lui présente de temps en temps du son mêlé avec un peu de sel.

Si le dégoût vient de fatigue , on donne du repos et de temps en temps un breu-vage d'eau blanche de farine de seigle.

S'il vient d'échauffaisons , on lui frotte la langue et le palais avec du vinaigre et du sel , ou deux œufs de poule , avec sel et miel que l'on fait avaler ; on donne encore en breuvage , dans une forte écuellée de lait ou dans une bou-teille de vin , des feuilles de rue , d'ache et de porreau pilés , à la quantité de deux poignées ; ou une chopine de vin , une cuillerée de miel , trois feuilles de bar-dane , appelée bouillon, pilées et bouillies ensemble.

Si le dégoût est produit pour avoir mangé une trop grande quantité d'herbes tendre , il faut mettre à la diète et donner le remède marqué à l'article in-digestion.

Si la perte d'appétit est occasionnée par une nourriture mal-saine , ou une boisson mal propre , on donnera à manger des porreaux , des ciboules avec du sel et du vinaigre , ou feuilles de raves cuites dans du vinaigre.

Quand le dégoût est causé par des plantes âcres et brûlantes , on donne dans une chopine d'huile d'olive une poignée de marrabe pilé , et plusieurs

boissons de petit lait, dans laquelle on
a mis un quart de vinaigre.

On donna à un bœuf qui avait perdu
l'appétit, pendant trois jours de suite
un breuvage composé d'une poignée de
serpolet et d'une poignée de savinier
broyés dans une bouteille de vin. Ce
remède purgea l'animal, chassa les mauvaises humeurs et lui rendit l'appétit.

Dents Gâtées.

Quand les dents sont gatées et usées,
même à l'une des gencives, elles annoncent la vieillesse; pour lors on doit
l'engraisser, afin de le vendre au boucher.

Si la bête est jeune et si la dent est
nuisible, on peut sans danger la faire
arracher.

Ébullition.

L'ébullition est ordinairement causée
par les grandes fatigues, les sueurs ar-
rêtées dans les pores de la peau, car
dans un moment l'animal se trouve
couvert de petits boutons qui disparaissent
presqu'aussitôt. On se contente de faire
suer la bête, en lui donnant un breuvage d'une poignée de fleurs de sureau,
et autant de feuilles de sauge bouillies

dans une bouteille d'eau , et en la couvrant bien chaudement.

Échauffaison , Animal Échauffé.

Le passage subit du chaud au froid peut occasionner cette maladie. Les boissons d'eau vive , après un travail excessif , lui occasionnent souvent une espèce de rhume , une courbature qui font périr l'animal. Aussi , quand il est échauffé , il est triste , languissant , et mange peu : ses cornes sont chaudes et brûlantes , et son mufle , au-dessus des naseaux , devient fort blanc. A ses froideurs il tremble et frissonne , quelquefois même les muscles se resserrent , et ses jambes deviennent roides et tortes.

Les remèdes suivants ont toujours eu d'heureux résultats pour cette maladie. Faites avaler à l'animal dans une bouteille de vin blanc , feuilles de sang de dragon , de sauge , d'argentine et de tanaisie pilées , de chacune une poignée ; et , environ une heure après , en breuvage , une once de thériaque dans une chopine de vin : vous couvrirez ensuite l'animal , afin d'attirer la transpiration ;

Ou mêler dans une soupe grasse feuilles de chicorée sauvage , scolopendre , cerfeuil , tamarin , bardane ou bouillon ,

de chacun , une poignée , et donnez l
tout en breuvage ; quelques-uns se con
tentent de faire avaler pour quatre sou
d'oriétan dans une bouteille de vin , o
dans une écuellée d'urine , ou une onc
de thériaque et une noix de muscad
dans une chopine d'huile de noix ou du vin

Plusieurs ont aussi donné , avec succès
une soupe grasse, dans laquelle on me
une poignée de mauve , autant de chi
corée , trois plants d'épurge et neu
feuilles d'osmonde qu'on appelle aumo
nerelle.

Dans l'échauffaison , on recommand
les remèdes propres à exciter la transpi
ration , comme une noix de muscade
une demi-cuillerée de poivre dans un
écuellée d'eau tiède , les genêts à balai
grillés et appliqués chauds sur le dos e
les côtés de l'animal.

Comme la constipation accompagne
souvent cette maladie , il faut , si l'ani
mal ne se vide pas, frotter la main et le
bras de graisse , l'enfoncer dans le fon
dement de la bête pour en retirer le sang
caillé , s'il s'y en trouve , et répéter cinq
à six fois cette opération : à la dernière
cure , on laisse dans les boyaux un petit
peloton de graisse douce , qu'on a soin
d'enfoncer le plus loin possible.

Animal vieil Échauffé.

Quand l'animal éprouve un reste d'échauffaison , on doit augmenter les doses des remèdes précédents , et , pour cela , on donne en breuvage , pour six sous de thériaque , une noix de muscade , un quarteron d'huile d'olive , dans une bouteille de fort vin blanc. Aussitôt après , on fait chauffer des genêts à balais , on les applique sur le dos de l'animal, et le long de l'échine , et on couvre le tout d'une forte couverture. Si la bête se couchait, on ferait bien de la couvrir avec du fumier de mouton. Le lendemain on fait avaler une demi-poignée de feuilles de sang de dragon , avec un quarteron de graisse de porc.

Écorchure , Cou Pelé , Chignon Blessé , Duretés au Cou.

Soit que l'écorchure vienne de ce qu'on a mal placé le joug ou de ce que la bête se soit frottée contre un arbre, soit qu'elle provienne d'un coup de corne ou du soc de la charrue , il suffit de frotter la partie, à plusieurs reprises , avec de la graisse de porc et de la cire neuve , fondues ensemble ou d'y appliquer pendant trois jours , un emplâtre composé de miel , de graisse de porc, bouillis dans du vin.

Si la gangrène se formait, on y met-trait de l'eau-de-vie camphrée.

Pour résoudre les duretés qui se for-ment au chignon et qui empêchent le bœuf de porter le joug, il suflit de faire bouillir, pendant une heure, dans une chopine d'eau, trois quarterons d'huile d'olive, deux onces d'oignon de lis, au-tant de guimauve, une poignée de feuilles de violettes, autant de pouliot, et ap-pliquer le tout sur la dureté, elle s'amollira.

Encordement, Animal Encordé, Grêpé, Dépérissement.

Les vaches principalement, surtout celles qui se nourrissent d'herbes maigres et sans suc, et qui paissent dans les lieux marécageux, sont atteintes de cette ma-ladie. Lorsqu'elles marchent, on les voit roides, surtout des jambes qui sem-blent serrées avec de petites cordes ; maigres et sèches ; leur peau est collée sur les os, le poil manquant de suc, est aride, roide, hérissé ; chaque jour l'a-nimal dépérit, sans maladie apparente.

Donnez pendant deux jours de suite, les breuvages suivants : Le premier jour, une poignée d'argentine, autant de lau-rier, dans une bouteille de vin ou de lait doux.

Le second jour, quatre gousses d'ail pilé , quatre onces de soufre en poudre et un coup de poudre de chasse, dans une bouteille de vin ou de lait. Ensuite vous prendrez deux porreaux , une poignée de feuilles de percil , autant de sel , vous pilerez le tout ensemble et en frotterez rudement l'animal par tout le corps ; après cette opération, vous chaufferez des genets à balais , et les appliquerez ainsi sur le dos et les flancs de la bête , afin d'attirer la transpiration.

Le meilleur remède serait de donner , pour nourriture , de bonne herbe ou de bon foin ; et , pour breuvage , de l'eau blanchie avec de la farine de seigle , et cela , pendant quelque temps , afin de rétablir les forces.

Enflure du Ventre, ou Tergement du Corps.

Un insecte avalé , de l'herbe chargée de rosée , une trop grande quantité de nourriture succulente , des plantes âcres, la pousse de jeunes arbres , la crudité de l'eau , etc. , peuvent occasionner le gonflement du ventre. L'animal devient extraordinairement gros et comme soufflé, sa peau est roide , tendue , et sonne quelquefois comme celle d'un tambour. La rétention d'urine ou le pissement d' sang accompagne souvent cette maladie qui se termine par un flux de ventre , ou un flux sanglant, ou la mort. Car quand l'enflure est considérable , elle suffoque l'animal qui tombe mort, comme un coup de foudre.

Quand l'enflure est produite par les herbes tendres , on donne un ou deux lavements de décoction de feuilles de mauves, de pariétaire , de chicorée sauvage , de poirée , dans un peu de son et dans une chopine d'huile de lin ou de noix : et un breuvage d'une chopine d'huile de lin qu'on aura fait tiédir.

Plusieurs frottent le ventre de l'animal avec une tuile chaude , lui jettent plusieurs sceaux d'eau fraîche sur le dos, et le font courir ; ou le font nager dans un étang. Voyez *indigestion.*

Si l'enflure est causée par le venin , donnez deux onces d'oriétan dans une chopine de vin.

Si cela vient des plantes âcres et corrosives , deux pintes de lait doux et une poignée de sel grillé dissiperont le mal , ou purgez l'animal avec une demi-livre de pruneaux , une once de crême de tartre , deux onces de séné , une demi-livre de miel , le tout bouilli ensemble, dans deux pintes d'eau que vous donnerez en breuvage ; ensuite vous donnerez un lavement d'une poignée de graine de lin , avec autant de son , et un quarteron d'huile d'olive , le tout bouilli dans deux pintes d'eau : le retranchement de nourriture et les breuvages de petit lait mélangé avec un quart de vinaigre.

Un bœuf était extrêmement gonflé par tout le corps ; on lui donna une poignée de suie de cheminée détrempée dans une écuellée d'urine d'homme , et il désenfla sur-le-champ. Voyez *venin*.

Plusieurs bouviers sont dans l'usage d'enfoncer une canule dans le fondement de l'animal , et de percer la peau en plusieurs endroits entre les côtes et les hanches pour en faire sortir l'air ; mais cette opération ne réussit pas toujours.

Enflure du cou , des Jambes et autres parties du corps.

Cette enflure est une élévation contre nature , une inflammation mollasse , causée par l'air ou une humeur quelconque.

Si elle vient de contusion, d'une chute, appliquez sur la partie, pendant trois jours , un cataplasme de miel , de saindoux et de son bouillis dans du vin.

Si l'enflure est causée par un abcès , ce que vous connaîtrez lorsque le remède précédent n'aura rien opéré , vous frotterez la partie avec deux onces d'onguent d'althæa et autant de beurre frais ou l'huile de laurier , mêlés ensemble , et la tiendrez chaudement , jusqu'à ce qu'il se soit formé une tumeur , que vous percerez lorsqu'elle sera parvenue à maturité , et que vous panserez ensuite tous les jours jusqu'à guérison , en y mettant une racine d'ortie. Voyez *abcès*.

L'enflure du cou se guérit en frottant le mal avec graisse de porc.

Celle des pieds , en appliquant sur la tumeur des feuilles de sureau pilées et cuites dans du sain-doux.

Plusieurs assurent qu'en frottant plusieurs fois l'enflure, quelle qu'elle soit, avec de l'eau dans laquelle aura bouilli de la cendre de sarment , elle sera bientôt dissipée.

Entorses , Efforts des Articulations , Foulure de Nerfs , Tressauts de Nerfs , Nerfs déplacés.

Lorsqu'un animal , par une chute , un coup, ou un effort , a fait une distorsion violente à l'article du boulet , il éprouve une douleur à l'endroit des jointures , qui le fait boiter. La partie est plus grosse et plus chaude que celle de la jambe opposée, et , lorsqu'on la touche avec la main, l'animal se débat.

Si la partie n'est pas disloquée , il faut, crainte d'engorgement , saigner l'animal , et frotter la douleur avec de l'eau froide dans laquelle on aura fait fondre autant de sel qu'elle peut en contenir, afin de raffermir les tendons et les nerfs, ou, faites bouillir ensemble miel, sain-doux et vin blanc, et frottez de temps en temps; pendant trois jours, la partie malade.

Si c'est un écart à l'épaule, vous ferez une saignée à la veine du cou, et vous frotterez l'épaule avec de l'esprit de vin, de l'huile d'aspic et de l'huile de pétrole : vous la couvrirez ensuite avec un emplâtre de poix de Bourgogne, de résine et de poix noire ; ou bien, après avoir frotté l'épaule avec de l'eau-de-vie, vous ferez bouillir ensemble trois onces de sain-doux, une demi-chopine d'eau-de-vie, une demi-écuellée de farine de froment et une demi-chopine de vin blanc que vous verserez sur des étoupes et les appliquerez sur la partie affligée.

Si la boîte du paleron, ou omoplate se trouvait déplacée, ce qu'on connaît aisément quand le paleron se trouve deux ou trois pouces au-dessous du lieu qu'il occupe ordinairement, vous feriez abattre l'animal du côté opposé : alors remuant la jambe avec la main, vous contraindriez en poussant fortement l'os à rentrer à sa place : ensuite vous appliqueriez sur le mal de la poix noire, de la résine et de la poix de Bourgogne fondues ensemble et étendues sur une toile : vous laisseriez cet

emplâtre l'espace de six jours. On peut, à
la place du remède précédent, se servir
d'essence de térébenthine et d'eau-de-vie,
appliquées chaudement sur la partie.

Épreintes ou Envie de Fientrer.

Quand l'animal fait continuellement des
efforts pour fienter, sans rendre tout au
plus qu'une petite quantité de matière
grasse, sanglante, quelquefois entremêlée
de pus, c'est l'annonce d'un flux de ventre
ou de quelqu'autre maladie :

Alors, on donne plusieurs lavements
faits avec de la graine de lin, de son de froment dans deux bouteilles d'eau, et un
quarteron d'huile d'olive qu'on a fait bouillir
ensemble, ou de l'eau dans laquelle on aura fait
bouillir des feuilles de mauve. Si on ajoute
à ces lavements trois ou quatre têtes de pavots, l'envie de fienter se dissipera plus vîte.

Ereigne, Érysipèle.

L'éreigne est une espèce de dartre chan-
creuse qu'on aperçoit sur la peau et souvent sur les reins de l'animal, qui s'élar-
git en peu de temps, et rend une eau rouce.

Frottez et appliquez sur l'éreigne l'onguent suivant : six onces de graisse de
porc, demi-once d'eau-de-vie camphrée, une
once de suie, une demi-once de vert-de-
gris et autant de blanc de céruse, le tout
en poudre et incorporé ensemble.

Comme l'érysipèle est une tumeur inflammatoire de la peau, de couleur rouge et accompagnée de chaleur et de démangeaisons, produites par l'àcreté du sang, la suppression de la sueur et de la transpiration, il faut employer la saignée, et donner plusieurs breuvages de deux pintes de petit lait, mêlées avec une demi-chopine de vinaigre ; ensuite, pour attirer l'humeur, on doit herber l'animal au poitrail et appliquer sur la tumeur des feuilles de mauves bouillies en eau jusqu'à ce que l'inflammation soit calmée ; après quoi on met un cataplasme fait avec des feuilles de sauge, des fleurs de sureau et de camomille, cuites dans du vin rouge. On continue ce remède jusqu'à guérison.

Esquinancie, Mal de Gorge ou du Gosier.

L'esquinancie se connaît par une grande inflammation du gosier qui empêche l'animal d'avaler. Il éprouve une fièvre violente, une pesanteur de tête, un gonflement à la gorge qui gêne la respiration : ses flancs sont agités, ses cornes, ses oreilles et ses extrémités, sont très-chaudes.

Il est très à propos de faire plusieurs saignées à la veine du cou, et plusieurs incisions dans la bouche ou sur la langue, afin de diminuer l'engorgement. On les frotte avec moitié vinaigre et moitié eau, dans laquelle on a fait bouillir une poignée de feuilles de mauves. Il est bon aussi d'herber l'animal au poitrail, le plus près de la gorge possible. Si l'on remarque un abcès, il faut le percer, en tirer le pus, et le laver souvent avec moitié miel et moitié eau, dans laquelle auront bouilli feuilles de ronces et de noyer. Quelques lavements purgatifs et des boissons adoucissantes seraient aussi très-avantageux.

Quelquefois l'esquinancie dégénère en catarre, ce qu'on reconnaît par une inflammation au fond de la bouche, qui occasionne plusieurs petits abcès ; alors, on enveloppe le cou de l'animal avec une peau de mouton, pour attirer la sueur ; on lave souvent la bouche avec du vinaigre, de l'eau-de-vie camphrée mêlés avec de l'eau dans laquelle on aura fait bouillir une poignée de feuilles de ronces et de noyer. Un cataplasme de bouillie fait avec de la mie de pain blanc, du lait doux, deux jaunes d'œufs, sera appliqué sur la partie et renouvelé jusqu'à guérison. Voyez *catarre*.

Si l'esquinancie était du nombre de celles qu'on appelle gangréneuses, elle est alors contagieuse et emporte l'animal dans l'espace de sept à huit jours. Elle s'annonce par un gonflement du gosier, des petites taches ou abcès jaunâtres, enflammés , douloureux , un râlement et une difficulté d'avaler , une enflure de la langue , une respiration gênée , une haleine fétide et mauvaise , un pouls petit et irrégulier qui annonce la mort.

On commence la cure par un purgatif fait avec une demi-livre de pruneaux , deux onces de séné , une once de crême de tartre ; le tout bouilli dans deux bouteilles d'eau , jusqu'à la réduction d'un tiers , avec une livre de miel ; ensuite on fait avaler , tous les matins à jeûn , le breuvage suivant : Deux gousses d'ail pilé , un verre de vinaigre , autant d'eau-de-vie camphrée , deux onces de miel , une demi-once de quinquina dans une chopine d'une décoction de baies de génièvre. La nourriture sera des feuilles d'oseille et autres aliments acides ; la boisson se composera d'eau de son ou d'eau pure , dans laquelle on aura mis un sixième de vinaigre.

Quant aux ulcères de la bouche , on suit le traitement marqué à l'article charbon , ou chancre.

Il y a une espèce d'esquinancie convulsive qui suffoque souvent l'animal en très-peu de temps : elle se manifeste par la difficulté d'avaler , de respirer sans apparence de tumeur , de rougeur et d'engorgement. Comme elle est causée par la

pourriture du poumon , du foie , etc. ,
elle est incurable.

Étranguillon.

L'étranguillon est une inflammation des
glandes de la gorge ou un gonflement
occasionné par les humeurs qui proviennent d'un cerveau refroidi. L'enflure
de la langue, de la gorge , des yeux ,
de la tête , empêche l'animal de manger.
Quelquefois l'inflammation est si considérable , qu'elle étouffe le bœuf.

On conseille , dans cette maladie, de
faire une ou plusieurs saignées , de donner
des breuvages composés de molène , de
graine de lin et un peu de miel, le tout
bouilli dans deux pintes d'eau ; quelques
lavements de petit-lait avec un peu de
vinaigre , et de bassiner souvent la tête
et la gorge de l'animal avec une décoction
d'eau de mauve ou de molène.

Plusieurs guérissent les étranguillons
en saignant abondamment l'animal sous
la langue ou à la veine du cou : ils font
une incision à la tumeur et la nettoient
avec du sel et du vinaigre ; ensuite, afin
de dissiper le mauvais levain qui pourrait rester dans les glandes du cou , ils
purgent , en faisant avaler dans quatre
verres de vin , deux cuillerées de racine
de concombre en poudre.

Quelques-uns, pour résoudre ces glandes, les broient en les pressant rudement avec la main, ou en les battant avec le manche d'un marteau, jusqu'à ce qu'elles soient tout-à-fait rompues. Cela fait, ils les percent, font une saignée à la veine du cou ou sous la langue, et lavent plusieurs fois la bouche de l'animal avec du vinaigre et du sel.

Si les étranguillons ainsi broyés se convertissaient en abcès par le sang extravasé, il faudrait y appliquer un cataplasme de racines de mauve pilées et cuites avec de vieille graisse de porc dans de l'eau.

On peut encore arracher les étranguillons et frotter souvent la gorge de l'animal avec du beurre frais et de l'huile de laurier, ayant néanmoins la précaution de couvrir et de tenir chaudement la tête, pour attirer la transpiration.

Si le palais, ou les rénules qui sont sous la langue étaient enflées, il faudrait y faire ouverture avec un fer chaud ou avec la lancette, et frotter ensuite la plaie avec de l'huile et du sel, jusqu'à ce que l'humeur fût totalement dissipée.

Si l'animal avait perdu l'appétit, vous le rameneriez en faisant avaler quatre œufs battus, avec un quarteron de miel et une poignée de sel, ou des feuilles de rue, d'ache et de porreau pilées, dans une bouteille de vin.

Fente au Sabot, Corne du pied fendue.

Lorsque la corne du sabot est fendue depuis le haut jusqu'au bas, il faut parer légèrement la corne, jusqu'au vif, avec un instrument tranchant, et appliquer sur cette partie de l'essence de térébenthine, pour empêcher l'excroissance de la chair, et humecter le sabot du pied, avec du miel et du sain-doux, afin de la ramollir.

Comme, le plus souvent, les fentes au sabot ne proviennent que du desséchement de la sole de la corne, il faut entretenir la souplesse en graissant souvent avec du sain-doux.

Si la fourchette est pourrie ou échauffée, appliquez-y un peu de vert de gris et de blanc de céruse, delayés avec du vinaigre. Voyez *fourchette*.

Fic ou Fil sous le pied.

Le fic est une excroissance de chair dure, parfois molle, qui vient ordinairement aux pieds des bestiaux. Quelquefois il est de la grosseur d'un pois et ressemble assez à une verrue.

On commence par arracher cette excroissance avec la pointe d'un couteau, et on écrase dans le trou un peu de sel ; ensuite on frotte et on applique, sur la partie,

de la graisse de porc , de l'ache et du sel
pilé ; et on l'enveloppe de façon que l'humidité n'y puisse pénétrer. On peut encore y mettre du sel , de la poudre à canon , en égale quantité , avec de la fiente
de poule.

Plusieurs personnes sont dans l'usage de
fendre les fics en quatre, et d'y appliquer
du sel , de la corne de cerf et de la graisse.

Quand il y a prise , on peut lier et serrer
fortement le fic avec un crin de cheval ou
avec un fil de soie.

Si le fic est enfoncé dans la chair , on
l'extirpe avec la pointe d'un couteau , et
on met sur la plaie , de la graisse ou de
la joubarbe , avec un peu d'huile d'olive :
mais le plus expédient , serait d'y appliquer
de la charpie imbibée de vitriol. Voyez
fourchette , *ou fente au sabot.*

De la Fièvre en général.

La fièvre n'est souvent que le résultat
d'une autre maladie. Elle vient ordinairement de ce que l'animal a trop travaillé
pendant les grandes chaleurs , et des boissons trop froides après un grand chaud ,
ou des nourritures fraiches et mal-saines.

Les signes ordinaires de la fièvre sont:
le dégoût, l'abattement, la tristesse ,
la pesanteur de la tête , le gonflement
des paupières et des yeux , qui sont

quelquefois larmoyants ; il sort de la bouche, et quelquefois des naseaux, des humeurs glaireuses ; l'haleine est brûlante et sent mauvais, les cornes, les oreilles et tout le reste du corps sont très-chauds : l'animal bat des flancs, il chancelle et éprouve un tremblement partout le corps ; en plaçant la main sous l'épaule, vis-à-vis le cœur, on ressent un battement de pouls très-vif.

Comme toutes les fièvres en général exigent la diète, on retranchera toute nourriture à l'animal, et on fera plusieurs saignées, soit à la veine du cou ou au front. Pendant ce temps-là, on donnera plusieurs lavements de décoction de mauve, de chicorée sauvage, de laitue et de poirée dans deux cuillerées d'huile de noix ; pour la nourriture, elle se composera d'herbe fraiche ou de son mouillé ou de foin humecté. On peut encore pendant les deux premiers jours de la fièvre, employer les purgatifs faits avec deux onces de séné bouilli dans une chopine d'eau, auxquels on ajoute une once d'aloès succotrin en poudre. Deux jours après la purgation on donne un breuvage fébrifuge avec trois onces de quinquina bouilli dans trois chopines d'eau, ou une poignée de centaurée, autant d'absynthe infusés dans une chopine, deux gros de sel ammoniac et une once de quinquina.

Remède. le premier jour de la fièvre,

vous ne donnerez aucune nourriture à l'animal ; le second jour, vous lui tirerez en petite quantité du sang de dessous la queue ; au quatrième ou au cinquième jour, vous lui ferez avaler un breuvage d'une décoction de pariétaire ou saumure et de bardane ou bouillon avec de l'huile d'olive. Plusieurs composent ce dernier remède de rue, d'armoise, de savinier, dans une bouteille et demi de vin chaud. Le bœuf qui a la fièvre doit rester à l'étable jusqu'à guérison.

Fièvre inflammatoire.

Cette maladie s'annonce par une fièvre aiguë, une chaleur ardente sur toutes les parties de l'animal, par une soif excessive, une haleine fétide, un pouls vif, serré et concentré, des urines rouges ou sanglantes en petite quantité, une morve jaunâtre qui découle des naseaux, une marche chancelante et un sang écumeux. Quelquefois une tumeur sensible et douloureuse se manifeste ; d'autres fois un flux de sang.

Cette maladie, qui ne s'étend guère au-delà de quinze jours sans causer la mort de l'animal, demande les plus prompts traitements. Plusieurs saignées, le retranchement des aliments, les breuvages fréquents d'eau vinaigrée, les lavements de mauve et de graine de lin dans deux bouteilles d'eau, l'herbe ou les sétons au poitrail, à la cuisse, les lotions partout le corps avec l'eau chaude un peu vinaigrée, la fumigation des étables avec le vinaigre, et, sur la fin, une purgation avec deux onces de séné et une once de crême de tartre dans une décoction de racine de guimauve ; ce sont là les moyens qu'on emploie contre la fièvre inflammatoire. Ce dernier purgatif avec les saignées et les boissons d'eau pure, sont un secours préservatif pour les animaux qui ne sont pas encore attaqués de cette maladie.

Fièvre putride.

Cette maladie se déclare par un froid, un tremblement, par une altération et une sécheresse, ensuite une chaleur partout le corps qui porte l'animal à chercher une nourriture fraîche. La respiration accompagnée d'un battement des flancs devient difficile : le pouls est fort vif, l'haleine fétide. Au commencement, la langue et le palais son rouges et arides ; sur la fin, ils sont noirâtres et charbonnés aussi bien que les dents : l'urine, quoique rare, est rouge ; les excréments, d'abord noirâtres, deviennent quelquefois sanguinolents : la toux presque continuelle, est sèche ; en cinq à six jours et souvent plus, la putréfaction se répand dans l'intérieur et cause la mort.

On commence le traitement par les boissons d'eau vinaigrée ou de petit-lait mêlé avec un quart de vinaigre : ensuite on donne , tant en lavements qu'en breuvages , une décoction d'orge , mêlée avec du son et du nitre. L'herbe ou le séton placé au poitrail et à la cuisse , doit être employé , ainsi que les breuvages fréquents de deux verres de vinaigre et deux cuillerées de miel , avec une pinte d'eau , dans laquelle auront bouilli deux poignées de feuilles de pariétaire et de mauve.

Si la dyssenterie se manifestait , on ferait avaler plusieurs breuvages de petit lait avec deux onces de quinquina. S'il apparaissait des tumeurs inflammatoires , il faudrait les ouvrir et y appliquer un cataplasme de feuilles de rue , d'absynthe, de sel ammoniac et de vin , observant de le renouveler souvent. Sur la fin , on panse l'ulcère avec un onguent composé de trois onces de vert de gris , une demi-livre de miel et un verre de vinaigre , le tout bouilli ensemble.

Flux sanglant , Dyssenterie.

La dyssenterie s'annonce ordinairement par des frissons de fièvre suivis de chaleur : l'animal fait continuellement des efforts pour fienter , quelquefois sans effets. La bouse est glaireuse , sanglante ; et, sur la fin , noire et remplie de putridité : les coliques de boyaux accompagnent toujours ces déjections fréquentes, et presque continuelles. Quand la bouse est noire et fétide , elle annonce la corruption des intestins et la gangrène. Elle est incurable.

Il faut commencer la cure par une ou plusieurs saignées , suivant la violence de la fièvre : donner plusieurs lavements de trois bouteilles d'eau , dans laquelle auront bouilli une poignée de graine de lin , deux poignées de son et deux onces d'huile d'olive ; et un breuvage de deux ou trois pintes d'eau dans laquelle on aura fait cuire du riz et deux onces de gomme arabique. Le retranchement de nourriture doit être scrupuleusement observé. Il serait bon, sur le déclin de la maladie , de donner un ou plusieurs lavements de décoction d'une poignée d'orge dans trois pintes d'eau , et d'un quarteron de miel ; et un purgatif de deux onces de séné , une once de crême de tartre , huit onces de tamarin , dans une décoction de racine de guimauve.

Remède. On arrête assez ordinairement le flux de ventre en général , en faisant avaler à l'animal une forte écuellée de lait doux , dans lequel a bouilli une demi-main de papier haché et un peu de beurre.

J'ai vu donner avec succès les remèdes suivants : prenez la seconde écorce du sureau broyée, pour six sous de vitriol de Chypre fondu dans deux verres d'eau, une poignée de suie que vous mettrez dans une chopine de vin et en ferez prendre une cuillerée à chaque fois ; ou quatre oignons, trois livres de levain, une once de thériaque dans un pot de cidre ; ou une boisson d'eau tiède, mêlée avec de la farine d'orge ou du son mouillé de bon vinaigre, et fort peu de nourriture ; ou enfin de la pressure ou caillette de veau, dans deux écuellées de lait doux : ces derniers remèdes conviennent plus particulièrement au flux de ventre.

Si le flux était occasionné par une nourriture d'herbes tendres ou de difficile digestion, il faudrait alors retrancher le foin, et faire avaler des feuilles de plantain, de morelle et de queue de cheval pilées. On ne doit donner au bœuf qui a le flux, que la nourriture nécessaire pour le soutenir.

Flux bouillant.

Cette maladie, comme dans le cours de ventre, cause un flux considérable à l'animal. Il rend une abondance de matières graisseuses, sanglantes et quelquefois crues. La différence de ce flux avec les autres, c'est que dans le flux bouillant, la fermentation est bien plus considérable et que les déjections sont plus fréquentes et en plus grande quantité , de sorte que l'animal se trouve épuisé en peu de jours , et meurt , si on n'y apporte remède.

Faites bouillir dans une écuellée et demie de lait doux un quarteron de beurre, autant de graisse , et le faites avaler froid à l'animal ; ou une bonne poignée d'armoise frite dans du beurre , un peu de terre franche dans deux écuellées de lait doux.

Si l'animal n'était pas soulagé , vous feriez prendre le breuvage suivant : quatre onces de soufre en poudre dans deux écuellées de lait doux ; et , deux heures après, vous lui mettriez l'herbe au poitrail.

Quand la bête urine le sang , on donne trois têtes de joubarbe pilées dans du lait , pendant trois matins ; où herbe à charpentier , ciguë , herbe à mille feuilles, de chacun une poignée , pilées et données dans du lait.

Fourbure.

La fourbure est une espèce de rhumatisme ou une fluxion qui tombe sur les muscles de jambes, particulièrement aux jointures , de sorte que l'animal a toujours les jambes roides , il marche avec peine et douleur, en portant ses pieds près l'un de l'autre. Il craint même de se mouvoir et de changer de place. Cette maladie, qui attaque les articulations, se manifeste presque toujours aux pieds ; car les jambes sont souvent enflées, et la couronne au-dessus du sabot est très-sensible. Quand la fourbure attaque les quatre jambes, l'animal ne peut plus avancer ni reculer, il refuse même la nourriture.

Plusieurs pratiquent une saignée à la veine du cou, et frottent les jambes avec ce sang, mélangé avec une chopine d'eau-de-vie ; ou ils font une saignée au bas de la jambe, en coupant, à une ligne près de la peau, les huit petits ongles ou galets qui se trouvent derrière le pied : ensuite ils frottent la jambe avec de l'huile d'aspic et de l'huile de laurier chaudes.

Remède. Si la fourbure vient d'un travail forcé, il faut saigner l'animal, et, après l'avoir bien couvert, vous lui donnerez le remède suivant, à jeûn : une once d'assa fœtida dissous dans une demi-chopine de vinaigre, et quatre ou trois onces de thériaque, le tout mêlé dans une bouteille de vin : vous frotterez ensuite doucement les jambes, avec un bouchon de paille et promènerez de temps en temps la bête, afin de ranimer la circulation.

Si la fourbure est occasionnée par le

passage subit du chaud au froid, il faut, s'il y a inflammation, opérer une ou deux saignées à la veine du cou, frotter, de deux heures en deux heures, les jambes et les reins de l'animal avec de l'eau-de-vie et de l'essence de térébenthine ; le promener plusieurs fois par jour, et lui faire avaler, le lendemain matin, six gros oignons pilés, une jointée de sel dans deux bouteilles d'eau. Si ces remèdes n'opèrent pas la guérison, on doit les réitérer. Quant à la suite de la fourbure, la corne du pied vient à tomber, ce mal est incurable.

Foulure, Pied meurtri, foulé.

Un coup de pied, de pierre, peut causer à la jambe de l'animal une plaie, une grosseur, un sang meurtri.

Appliquez, sur la partie, de la poix de Bourgogne détrempée avec de l'eau-de-vie.

Fourchet.

Le fourchet est un amas de pus, de pourriture, une humeur ou un dépôt qui se forme sous le pied, dans le fourchet, et qui, dans la suite, se durcit comme un peloton de chair morte, ce qui fait boîter l'animal.

On peut traiter ce mal comme le fic, il faut arracher cette grosseur avec la pointe d'un couteau, et appliquer, sur la plaie, du vert-de-gris, du poivre et du sucre blanc en poudre ; ensuite envelopper le tout avec un bandage , pour garantir de l'humidité.

Fumée avalée , ou Suffocation.

Lorsque , par quelque accident , le feu prend à l'étable , la fumée de l'incendie , entrant par les naseaux des animaux qui y sont renfermés , les rend immobiles , hébêtés et finit par les étouffer. La vapeur du charbon du soufre, le foin ou la paille moisie produisent le même effet, elles arrêtent la circulation du sang , le font cailler, et l'animal meurt.

Il faut , sur le champ , faire respirer l'air par le moyen d'un soufflet , laver la bouche et le nez avec de bon vinaigre , donner plusieurs lavements de décoction de mauve , de chicorée sauvage et de molène , et , dès que l'on sentira un petit battement au cœur , faire une saignée à la veine du cou. Si l'animal est brûlé voyez l'article brûlure.

De la Gale.

La gale est une maladie de la peau qui endurcit le cuir , le rend sec et aride , et finit par faire tomber le poil. L'animal éprouve des démangeaisons au cou , aux jambes , à la queue , etc. Il se frotte et se gratte à certaines parties du corps plutôt qu'aux autres : la surface de la peau est tachetée de petites croûtes ou de crasses qui font tomber le poil ; d'autres fois, ce sont de petites tumeurs ou boutons , d'abord durs , ensuite mollasses qui deviennent tendus , et rendent une eau rousse , entremêlée de sang. La gale qui se manifeste par des croûtes qui, détachées, laissent de petites plaies , est plus facile à guérir que celle qu'on appelle vive , qui ne pousse rien en dehors qu'une espèce de crasse qui fait tomber le poil. La gale est ordinairement le résultat d'un sang échauffé et corrompu.

Plusieurs guérissent la gale en saignant l'animal à la veine du cou , et en frottant la peau et les pustules jusqu'au sang, pendant trois ou quatre jours de suite , avec deux onces d'huile de chenevis et des mouches cantharides ; le tout bouilli avec des cendres chaudes. Ou prenez pour vingt-quatre sous de vif-argent , une livre de graisse , une demi-once de vert-de-gris , autant de blanc de céruse ; et , de ce mélange , frottez l'animal , dans un lieu chaud ou exposé au soleil.

J'ai vu un homme guérir parfaitement la gale en donnant à l'animal un demi-verre de suc d'ellébore dans une chopine de vin. Ce remède chassait les mauvaises humeurs par le bas , ensuite il frottait la peau avec du vinaigre et du soufre vif.

Sur la fin du traitement, afin de nettoyer la peau, il frottait les endroits galeux deux fois le jour avec un bouchon de paille trempé dans de l'eau de lessive, mélangée avec du savon rapé.

La nourriture du bœuf galeux doit être, en été, de l'herbe tendre, et en hiver du foin humecté et du son mouillé.

Nos nouveaux praticiens suivent un traitement pour la gale qui me paraît fort bon. Ils frottent, soir et matin, les parties galeuses avec une décoction d'une poignée de racines de guimauve et autant de graine de lin, qu'on a fait bouillir dans trois bouteilles d'eau ; deux ou trois jours après, ils saignent l'animal au ventre ou au cou, et lui font prendre, trois fois le jour, le breuvage suivant : Une poignée de feuilles de mauve, autant de chicorée sauvage, deux onces de tartre de vin, une once de sel de nitre, le tout bouilli dans une bouteille et demie d'eau. Ils donnent plusieurs lavements de décoction de mauve et quelques breuvages de trois gros d'antimoine diaphorétique, une petite poignée de sel, un gros et demi de mercure doux et une once de soufre dans une quantité suffisante de miel. Sur la fin, ils frottent l'animal partout le corps avec urine d'homme, feuilles de

tabac et lait doux ; le tout bouilli ensemble.

Gangrène.

La pourriture, la mortification et la
corruption des parties molles, causées
par les coups, les plaies mal traitées,
sont une annonce de la gangrène. On
remarque d'abord une diminution de
chaleur à la partie, un changement no-
table à la peau, auxquels succède la
froideur, la privation du sentiment dans
les parties molles, et une corruption qui
s'étend quelquefois jusqu'aux os ; ensuite
les fibres perdent leurs ressorts, tombent
en lambeaux et rendent une sanie fétide
d'une odeur cadavereuse. Lorsqu'une tumeur devient froide, mollasse, insensible, entourée d'un cercle noir, livide
et rendant une sérosité roussâtre et puante,
ou sans rougeur et sans chaleur, mais
pâle, luisante, livide et collée à la peau,
il y a lieu de croire que c'est la gangrène.

Je ne connais point de meilleurs remèdes contre la gangrène que de nettoyer
souvent la partie avec de l'eau-de-vie
camphrée et d'y appliquer de la charpie
imbibée de cette eau, jusqu'à guérison.

Quand la gangrène est la suite d'une
tumeur, il faut fendre la peau en croix,
faire sortir la sérosité, et, si la partie

est tout-à-fait gangrénée , couper la chair jusqu'au vif , étuver la plaie avec du sel et du vinaigre , et y appliquer un peu d'essence de térébenthine avec deux onces de sublimé corrosif et de mouches cantharides , pour attirer l'acrimonie de l'humeur : ensuite vous rabatterez les lambeaux de la peau et les chargerez d'un peu de cet onguent , que vous fixerez avec un bandage. Vous laisserez cet appareil jusqu'à suppuration : alors vous substituerez l'essence de térébenthine incorporée avec du quinquina et deux jaunes d'œufs. Sur la fin de la guérison , vous laverez la partie avec de l'eau-de-vie camphrée.

Quand après une fracture des os la gangrène s'ingère dans la plaie, ce qu'on reconnaît par l'écoulement d'une matière noirâtre, fétide , et par la pourriture des chairs qui environnent , appliquez sur la partie des étoupes imbibées d'eau-de-vie camphrée, et recouvrez le tout avec de l'essence de térébenthine , ou une once d'aloès succotrin, dissous dans un verre d'eau-de-vie, et recouvert d'essence de térébenthine. On termine la cure par l'application seule de la térébenthine.

Gosier Bouché ou Bouchure du devant.

Quand l'animal a le gosier bouché, il

ne peut plus respirer ; il bave , il souffle avec peine et enfle. Lorsque la respiration est arrêtée , il tombe comme mort et finit par étouffer.

Si c'est une pomme , une patate , etc., qui bouche le gosier , ce que l'on peut reconnaître en tâtant avec la main , il faut la repousser en serrant le gosier avec force , et la contraindre à rentrer ou à sortir de la gorge. Si on ne peut y réussir , on se sert alors de la queue d'une pelle à feu ou d'un bâton pour la repousser. Comme il arrive presque toujours que l'animal meurt sur-le-champ , il est très-prudent d'appeler un boucher, qui , dans cette circonstance , sait tirer parti en saignant l'animal.

Si la bouchure de la gorge est occasionnée par un peloton d'herbe , ce qu'on distingue à sa mollesse , on agit comme ci-dessus. Quand après bien des efforts on ne peut faire descendre cette boule , on fait avaler plein une coque d'œuf de goudron mêlé avec de l'huile d'olive , et on promène l'animal. Plusieurs , afin de faire redescendre ce peloton d'herbes , font avaler un quarteron de gros plomb de chasse , ce qui n'est pas sans inconvénient.

Si c'est une inflammation à la gorge , Voyez *Esquinancie , Goëtre* , etc.

Enflure du Genou causée par le déboitement.

L'enflure au genou se guérit en appliquant chaudement sur le mal l'emplâtre suivant : lie de vin rouge , une demi-livre de miel , une poignée d'orties pilées et farine de seigle , le tout cuit ensemble. Ou frottez la partie avec du vinaigre chaud , et appliquez-y une décoction de graine de lin avec du miel. La racine de renouée pilée et appliquée sur la plaie , la nettoie fort bien.

Gras fondu.

C'est une maladie des intestins occasionnée par un excès de travail. Les animaux gras et peu habitués à la fatigue sont les plus exposés à cette maladie. Que le gras fondu soit produit par la chaleur qui fait fondre la graisse du corps , soit qu'il vienne de quelque affection dans la constitution , il est toujours vrai qu'il en résulte une fièvre et un dévoiement plus ou moins fréquent. La bouse est entremêlée de graisse et de matières grasses. La respiration se trouve gênée , l'animal bat des flancs et ouvre les naseaux, afin de respirer la fraîcheur.

Il est à propos de faire une ou plusieurs saignées à la veine du cou , afin de dégorger et de diminuer l'inflammation , de donner plusieurs lavements de décoction de mauves et de graine de lin, des breuvages de décoction de laitue et de graine de lin, avec un peu d'amidon et de la gomme arabique dissoute dans de l'eau.

Si l'animal rend les matières entremêlées de sang, on ajoutera aux remèdes précédents quelques têtes de pavots blancs.

Sur la fin du traitement, on ajoutera aux lavements, trente grains d'ipécacuanha pour faire fondre les glaires. Les sétons à la poitrine, ou l'herbe au fanon, ne doivent pas être négligés.

Hémorrhagie ou perte de Sang du nez et autres parties.

Le saignement du nez s'arrête en introduisant des tampons d'étoupes imbibées de vinaigre dans les naseaux, et en appliquant autour de la tête et du cou de l'animal, des linges trempés dans du vinaigre ou de l'eau froide à plusieurs reprises, ou en plongeant l'animal jusqu'au cou dans de l'eau froide et l'y laissant pendant quelque temps.

Si l'hémorrhagie continue, il faut saigner l'animal au cou et lui tirer du sang de la queue en la coupant un peu par le bout; ensuite vous lui jetterez de l'eau froide sur la tête et le corps. Il serait bon aussi de donner un breuvage d'une poignée de sang-de-dragon, autant de laitue, le tout bouilli dans un pot d'eau , et quelques lavements d'eau de mauve ou de petit-lait mêlé avec un peu de vinaigre.

Si la perte du sang vient de l'ouverture ou de la rupture de quelques veines ou artères , vous l'arrêterez en y appliquant de l'amadou , ou des vesses de loup , ou de l'ortie pilée , ou du charbon pilé , ou des étoupes.

Hydropisie de poitrine.

Les poumons sont recouverts d'une membrane fine et délicate nommée plèvre. De tous-les côtés de cette plèvre s'opère la sécrétion d'un fluide destiné à prévenir l'adhérence des parties. Quand il est trop abondant , il constitue l'hydropisie de poitrine. Cette maladie est souvent compliquée avec celle de la membrane qui enveloppe le cœur. Les signes qui nous font connaître qu'il y a un amas d'eau dans la poitrine , sont : la grande difficulté que l'animal a , pour respirer , surtout après qu'il a marché ; une toux sèche , quelquefois un écoulement d'humeurs par les naseaux , un pouls faible et irrégulier , une fièvre lente , des urines épaisses ou un pissement de sang ; il regarde souvent sa poitrine ; il se lève et se couche à chaque instant , tantôt d'un côté , tantôt de l'autre ; il boit peu , mais souvent, sans néanmoins cesser de manger.

Jusqu'à présent les purgatifs, les apéritifs, l'herbe et les sétons, ont été sans succès, aussi bien que les autres remèdes. On peut conjecturer que cette maladie est incurable, aussi bien que l'hydropisie du ventre, que l'on reconnaît par le battement des flancs et la difficulté qu'a l'animal pour respirer, parce que les eaux contenues dans la cavité du ventre, font remonter le diaphragme, diminuent la capacité de la poitrine, et gênent les poumons ; son ventre est tendu et gonflé, et il ne sait de quel côté se tenir couché.

Indigestion d'herbes, d'eau.

On connaît que l'animal ne digère pas par les rots fréquents et par le bruit que l'on entend dans son ventre. Alors, il est dégoûté, ses nerfs sont tendus et roides, ses yeux abattus ; il tient la tête basse et on ne l'entend plus ruminer ni se nettoyer avec sa langue, ce qui est une marque de santé dans un bœuf ; il est triste, mange peu et paraît toujours gonflé et aussi gros que s'il avait mangé beaucoup d'herbes ; il fait souvent des efforts pour se débarrasser la panse surchargée d'aliments qui ne sont pas digérées, et souvent aussi, il rend des vents qui ont une puanteur insupportable.

Si l'indigestion est produite par l'herbe

tendre , on met l'animal à la diète , c'est-à-
dire qu'on ne lui donne rien à manger
pendant quelque temps, et on lui fait
prendre chaud deux verres de vinaigre et
six pintes d'eau dans laquelle on aura fait
bouillir trente rejetons de choux. Après ce
breuvage on promènera l'animal pendant
une demi-heure.

Si l'indigestion est causée par les eaux ,
en ce que l'animal en a avalé une trop
grande quantité, ce que vous reconnaîtrez
aisément, en appuyant une main sur le dos
et en pressant le flanc droit avec l'autre;
car vous entendrez l'eau flotter dans la
panse , dans la vessie ou les intestins ,
faites avaler une once de thériaque dans
une chopine et demie de vin : ou trois
oignons, trois gousses d'ail pilé et une
poignée de sel dans une écuellée d'urine
tiède. Les lavements de décoction de graine
de lin et de mauve ne doivent pas aussi
être négligés. Voyez l'article *enflure*.

Si l'on néglige de remédier à l'indigestion, l'enflure survient au ventre, l'animal souffre grandement dans les entrailles;
il se plaint, perd l'appétit, se couche à
terre, agite la tête, remue souvent la queue
et souvent il est dans un mouvement continuel. A la vue de ces symptômes, em-
ployez le remède suivant : prenez-lui la
queue, serrez-là fortement auprès des fes-

ses avec un cordeau ; faites-lui avaler trois demi-septiers de vin, mêlé avec un demi-septier d'huile de noix ; ensuite, après ce breuvage, contraignez-le de courir à la distance d'environ quatre cents pas.

Si la douleur continue, donnez un breuvage de trois chopines d'eau tiède et deux onces de myrrhe ; saignez ensuite à la queue, et, quand le sang sera arrêté, faites marcher l'animal à grands pas, jusqu'à ce qu'il soit essoufflé ; car il n'y a que le grand mouvement qui puisse corriger le mauvais levain qui dérange l'estomac du bœuf.

Plusieurs prennent dix oignons, les coupent par morceaux, et les font cuire avec une livre de miel. Quand le tout est refroidi, ils y ajoutent deux onces de sel pilé et le font avaler au bœuf ; ensuite ils le promènent pendant quelque temps.

Inflammation des intestins.

L'inflammation peut attaquer la tunique extérieure de l'intestin nommée péritonéale, ou la membrane interne. Quand l'inflammation se porte sur la tunique péritonéale, l'animal éprouve un abattement, une perte d'appétit, une fièvre ; il gratte la terre avec ses pieds de devant, se frappe au ventre ; il se couche et se relève aussitôt ; il regarde fixement ses flancs et rend goutte à goutte une urine chargée en couleur. Il est ordinairement constipé et rétreint : le pouls, d'abord fréquent, devient petit et agité ; les jambes, les cornes et les oreilles se refroidissent, la respiration entrecoupée est pénible : par la violence de la douleur et les efforts que fait l'animal en se débattant, sa peau est couverte d'une sueur abondante ; à la fin, la gangrène se déclare, et il meurt.

Dans l'inflammation de la tunique interne des intestins, la maladie s'annonce par des frissons et de fortes évacuations ; mais les symptômes ne sont pas si graves que dans la première : elle est souvent le produit d'une médecine peu convenable.

Quand l'inflammation attaque la tunique externe de l'intestin, il faut faire une forte saignée à la veine du cou, couvrir le dos et le ventre de l'animal avec des peaux de mouton, afin d'attirer la transpiration ; il serait bon aussi de lui frotter le ventre avec de la moutarde, et de lui mettre l'herbe au poitrail. On n'épargnera pas les breuvages de décoction de mauve et de graine de lin, ainsi que les lavements. Si la maladie ne cédait pas à ses remèdes, il faudrait les répéter. Quand après tous ces traitements le mal augmente et le pouls devient faible et intermittent, c'est un signe de mort.

Quand l'inflammation n'attaque que l'intérieur de l'intestin, on suit le même traitement, à l'exception de la saignée, à moins que le pouls ne soit très-accéléré.

Intestins Gangrenés.

Lorsque l'animal éprouve de violentes douleurs dans les intestins, si la bouse est claire, noire, écumeuse et pleine de sang putride, c'est un signe de corruption dans l'intérieur. Quelques heures avant de mourir, l'animal grince des dents, se couche à plat ventre, enfle et expire. Incurable.

Inflammation du Foie.

Cette maladie s'annonce par la couleur jaune des yeux et de la bouche, une urine rouge, une faiblesse du corps, une fièvre accompagnée de dévoiement et quelquefois de constipation. L'animal est abattu et reste presque toujours couché. Quand la maladie dure long-temps, elle se change assez souvent en hydropisie ou en inflammation des intestins.

Au commencement, il faut employer la saignée au cou, et si l'animal n'a pas le dévoiement, le purger plusieurs fois, avec deux onces de séné bouilli dans une chopine d'eau, et une once d'aloès succotrin, avec un peu de miel, et l'herber au potrail; si le ventre est déjà libre, il faut donner plusieurs breuvages de décoctions de feuilles de mauves , de guimauves ou de graine de lin ; quelques lavements rafraîchis-sants pourront aussi être administrés.

Inflammation des Reins.

Cette maladie , qui n'est guère fré-quente , est causée ordinairement par l'usage des médicaments diurétiqües. Au commencement, l'animal se tient debout comme s'il avait envie de pisser ; il rend l'urine goutte à goutte : bientôt la fièvre se déclare et la suppression de l'urine ; si l'on appuie la main sur les reins l'ani-mal fléchit et ressent une douleur.

Remède. Une bonne saignée à la veine du cou , des lavements d'eau de son , et les breuvages de décoction de guimauve, de mauve et de graine de lin. On peut aussi faire avaler quelques onces d'huile d'amendes douces. Il est bon de tenir les reins chaudement , en les couvrant de peaux de moutons , la laine en dedans. Voyez *mal de reins*.

Inflammation de la Vessie.

Quand la vessie est enflammée , l'urine tombe à chaque instant et comme goutte à goutte: l'animal fait des efforts pour uriner: son pouls est vif, accompagné de fièvre.

Le plus prompt remède est une saignée, plusieurs breuvages et quelques lavements

de décoction de mauves , de chicorée
sauvage et de guimauve , ou une décoction
de graine de lin. Voyez *rétention d'urine*.

Jambe déboitée ; Épaule disloquée.

Quand le boitement est causé par un
tressaut de nerfs, ce que vous reconnaîtrez en voyant le nerf tressaillir et
la jointure plus grosse qu'à l'ordinaire ,
ou l'os de la jointure qui paraît et reste
en dehors , il faut alors tirer fortement
la jambe en avant et en arrière , afin de
faire repasser l'os ou le nerf à sa place ;
dès qu'il sera remis, l'animal marchera.

Jambe rompue , cassée , Rupture des os.

Si la fracture est à la jambe , vous la
remettrez de cette manière : deux hommes
tiendront la partie supérieure de la jambe ,
un peu au-dessus de la fracture , pendant
qu'un troisième la saisira un peu au-
dessous et tirera en bas , pour replacer
les deux parties de l'os l'une sur l'autre ;
dès qu'il apercevra que les deux parties
seront parfaitement à leurs places , ce
qu'on reconnaît aisément , lorsqu'en
tâtant avec la main on ne trouve ni
égalité , ni proéminence , il frottera la
partie avec de l'huile et du vin , ou du
suc de verveine , ou mieux encore avec de
l'eau-de-vie camphrée ; ensuite il serrera
médiocrement la fracture avec une bande

de grosse toile , de quatre à cinq pouces de largeur , et assujettira la jambe avec trois ou quatre éclisses de bois , qu'il fixera avec une autre bande de toile. Il faut laisser cet appareil trois ou quatre jours sans y toucher, ayant soin néanmoins de l'arroser trois ou quatre fois par jour. Vers le quatrième jour vous renouvellerez ce bandage ët examinerez si la partie n'est point dérangée. Au bout de quarante jours le calus sera formé , et vous pourrez délier la jambe.

Quant aux côtes cassées , on les remet en soulevant un peu la peau. Alors on frotte souvent la partie avec de l'eau-de-vie camphrée. S'il s'y forme une tumeur , il faut l'ouvrir et employer le remède marqué à l'article tumeur, ou bosse.

Après une fracture il sort souvent de petits morceaux d'os à travers la peau ; il faut les tirer , soit en incisant la peau , soit en attendant qu'elle soit percée , et appliquer sur la plaie de la cire et de la graisse fondues ensemble , ou de l'huile de mille pertuis , ou du plantain pilé. Si l'on craignait la gangrène , on mettrait de l'eau-de-vie camphrée.

Jaunisse.

La jaunisse se manifeste par la couleur jaune du blanc des yeux , l'intérieur des lèvres et le dedans du fondement, qui sont fort jaunes. L'animal perd l'appétit, marche lentement, rend la bouse noirâtre, a le poil roide, et éprouve une chaleur partout le corps.

Cette maladie, qui n'est qu'un épanchement de bile, se guérit par la diète, les saignées et les boissons. Plusieurs breuvages composés de sang de dragon; d'oseille, de laitue, de chacun une poignée, le tout bouilli dans deux bouteilles d'eau et un verre de vinaigre; quelques lavements de décoction de mauve et de molène, bouillies dans trois chopines d'eau. Trois jours après, on substitue le breuvage suivant, jusqu'à guérison : Faites bouillir dans une bouteille d'eau feuilles de rue, d'éclaire, de bourrache, de chaque, une poignée ; ajoutez-y une bouteille de vin blanc, et donnez le tout à boire.

On donne encore, avec succès, le remède suivant : Deux saignées, une le premier jour, et l'autre le troisième. Le second jour on fait avaler, dans une chopine de vin, une once de foie d'antimoine et autant de safran. Le cinquième jour on met l'herbe au poitrail.

Langueur.

Dans la langueur, l'animal frissonne et

tremble de tout le corps ; il est moins gai qu'à l'ordinaire , son cou est penché , sa bouche sale et baveuse , le pas est lent et paresseux ; en marchant il porte presque toujours la tête basse, et ses yeux paraissent un peu enflés.

Remède. Faites prendre , le premier jour , le remède suivant : une poignée de graisse , quatre œufs de poule , un peu de terre franche démêlée en eau tiède. Le second jour , vous donnerez dans une écuellée et demie de lait doux , argentine , sang-de-dragon, angélique, tanaisie, chassevenin ou passerage, de chacun unepoignée pilés. Le jour suivant , vous ferez avaler un quarteron de soufre pilé dans une égale quantité de beurre, et vous herberez l'animal au poitrail.

Si l'animal se trouvait soulagé, au lieu de lui mettre l'herbe il suffirait de lui faire avaler dans une écuellée de lait doux , une noix de muscade, deux onces de soufre, autant de miel, quatre œufs de poule et une demi-chopine d'huile.

On donne aussi avec quelque succès le remède suivant : trois onces de céruse, squilles ou oignons marins , ache, racine et feuilles de melons, en tout trois poignées dans trois chopines de vin : la dose est la moitié. Ou un quarteron de graisse , quatre œufs de poule , une once de thé-

riaque et autant de mitridate, dans une
bouteille de vin tiède. Quelques-uns font
aussi avaler dans du vin du soufre et une
noix de muscade, et un quarteron d'amidon dans une écuellée de lait.

Si la langueur n'est qu'un dégoût causé
par un excès de travail ou une très-grande
chaleur, après les remèdes précédents,
faites prendre, le midi et le soir, deux
poignées de farine de seigle dans trois
peintes d'eau. La nourriture du matin
doit être du son humecté et une poignée
d'avoine ; pour fourrage, on donne de
l'herbe jusqu'à guérison. Si c'est en hiver
et que la langueur vienne de ce que l'a-
nimal a bu de l'eau trop froide, servez-
vous des remèdes marqués à l'article dégoût, et donnez, soir et matin, du son sec
avec moitié avoine. La nourriture sera
de bon foin.

Lente, Espèce de flux de Sang.

On nomme lente une maladie dans laquelle l'animal rend les excréments entremêlés de sang.

Le traitement consiste à faire prendre
une forte poignée de verveine cuite dans
deux bouteilles de vin ; à donner à manger
un picotin de seigle, à bien couvrir l'animal et à ne lui donner à manger que deux

heures après le remède. Voyez *Flux Sanglant.*

Loupe ou Bosse.

La loupe est une tumeur mollasse, spongieuse, plus ou moins dure, quelquefois grosse, d'autres fois petite, sans douleur, sans inflammation et sans changement de couleur à la peau, renfermant comme dans une bourse des matières que l'on compare au miel, au suif, à la bouillie.

Si la loupe est invétérée, le plus expédient est de l'ouvrir avec la lancette, de laver la poche pendant deux jours, plusieurs fois, avec deux onces de vitriol bleu dissous dans une chopine d'eau froide, ayant soin de recouvrir chaque fois la plaie avec des étoupes imbibées dans cette eau. Le troisième jour, vous panserez la plaie avec de l'essence de térébenthine mêlée avec deux jaunes d'œufs. Pour guérison, vous y appliquerez de la graisse et de la cire fondues ensemble.

Ou bien encore vous frotterez souvent la loupe avec rue, savinier, hyssope et calament, après avoir mis le tout à pourrir dans du lait de beurre. Si la loupe vient à tomber, vous appliquerez de cette composition sur la plaie, afin de ronger la mauvaise chair. On peut aussi faire un cataplasme de beurre salé, de son et d'urine bouillis ensemble, et le renouveler tous les jours, jusqu'à guérison.

On doit bien se garder d'appliquer sur les loupes des remèdes corrosifs et violents, surtout si la tumeur est proche des veines, des nerfs, de la tête ou des yeux.

Maigreur extrême, Animal qui sèche.

Quand on voit un animal, malgré la nourriture et les soins, devenir extrêmement maigre, de sorte que sa peau semble collée sur les os, sans aucuns signes de maladies apparentes, le premier soin est d'oindre la bête partout le corps avec du vin et de l'huile, et de frotter rudement le cuir à contre poil avec un bouchon de paille et de détacher avec la main la chair des côtes, afin d'exciter la transpiration par les pores de la peau.

Comme cette maigreur ne vient ordinairement que de chaleur, il faut donner un ou plusieurs lavements d'une décoction de chicorée sauvage, de poiré, de mauve et de molène avec du son. On nourrit l'animal au foin humecté et au son mouillé avec moitié avoine : sa boisson est de l'eau blanchie avec de la farine de seigle ou d'orge, jusqu'à guérison, que l'on reconnaît par le poil qui est luisant et doux au tact.

Malandres, Glandes, Grosseur au Jarret.

Les malandres sont des éruptions galeuses , des crévasses dures ou des corps glanduleux , quelquefois de la grosseur du doigt , qui contiennent une eau rousse. Quand on remarque le long de la jambe , au-dessous du genou , de petites pelotes ou boulettes , longues quelquefois de deux à trois pouces , c'est ce qu'on appelle glandes ou malandres.

Pour résoudre ces tumeurs , on doit adoucir et attirer l'humeur , et , pour cela , il faut , tous les jours , frotter la partie avec de l'eau-de-vie et de l'huile de lin , et y appliquer des étoupes imbibées de ce mélange.

J'ai vu résoudre ces glandes en les perçant avec une grosse alène et en passant , dans le trou , un morceau de racine de parelle ou patience , qui attire la suppuration.

Plusieurs aussi fendent ces excroissances , et les frottent avec du bleu de savon , ou de l'huile de noix. Si elles ne touchent pas aux veines , il serait plus expédient de les arracher avec un couteau , et d'appliquer sur la plaie , un emplâtre d'huile et de cire , fondus ensemble.

Morfondure.

La morfondure que plusieurs confondent avec le gras-fondu , sont cependant bien différentes l'une de l'autre ; car la morfondure est un écoulement de morve ou de mucosités , qui se fait par les naseaux. L'humeur qui en découle , ressemble assez à un blanc d'œuf. Dans cette maladie, l'animal tousse, paraît triste et perd l'appétit. Le changement subit du chaud au frŏid ou à la pluie , arrête tout à coup la transpiration de la tête , et l'humeur reflue par les naseaux.

Il faut tenir l'animal chaudement , en le couvrant d'une ou deux couvertures , et lui faire avaler tiède, deux bouteilles d'eau , dans laquelle on aura fait bouillir deux poignées de fleurs de sureau et six feuilles de sauge. On peut réitérer ce remède.

Si l'animal éprouve des battements de flancs , une respiration gênée , un pouls vif , il faut faire une saignée , le tenir chaudement , lui donner du son bouilli avec une certaine quantité d'eau , et lui en faire respirer la vapeur , afin de détacher les matières. Peu de nourriture , mais des boissons émollientes et sudorifiques.

Morsure.

La morsure d'une bête quelconque , ne laisse pas d'avoir quelques inconvénients, par la contusion et la lacération des chairs. Si la morsure est d'un chien , d'un loup et autres animaux dont la dent n'est pas venimeuse , il faut appliquer sur la plaie un oignon pilé avec du sel, et laisser cet appareil vingt-quatre heures ; après ce temps , jusqu'à guérison , on panse la morsure avec graisse de porc , cire et huile d'olive , fondues ensemble.

Après une morsure , il est bon de laver la plaie avec du vinaigre , et d'y appliquer un linge imbibé d'eau-de-vie , dans laquelle on aura fait dissoudre de la thériaque.

Si la morsure est d'une bête venimeuse , lavez d'abord la plaie avec de l'urine chaude , et appliquez-y de la bardane appelée vulgairement bouillon ou glouteron , pilée avec un peu de sel. Pour empêcher le virus de s'étendre , plusieurs font couler, sur la plaie, de l'huile d'aspic chaude , et appliquent ensuite le remède précédent. Pour les morsures ainsi que pour les plaies , l'huile de mille pertuis est très-souveraine.

Si la morsure est d'un serpent , voyez *Piqûre*.

De la Morve, Ecoulement des naseaux.

La morve est un écoulement d'une plus ou moins grande quantité d'humeurs visqueuses , blanches , jaunâtres ou verdâtres par les naseaux.

Si la matière qui découle des naseaux est fort puante , et si elle provient d'un ulcère , la maladie est incurable.

Si la morve vient de la morfondure

ou de la pulmonie, voyez le traitement à ces articles. Si elle provient d'une autre cause, seringuez dans les naseaux de l'animal, la moitié à chaque fois, de la liqueur suivante : deux grains de poivre en poudre, un dragme de thériaque, dissoute avec quatre cuillerées d'eau-de-vie, et autant de vinaigre ; et donnez de temps en temps de la fleur de soufre avec du son. Plusieurs ajoutent au remède précédent, un breuvage d'un quarteron de beurre fondu, trois cuillerées de vinaigre, une demi-chopine d'eau-de-vie, quatre fortes pincées de poivre, le tout mêlé ensemble; et donnent, pendant, cinq jours de suite, une demi-once de soufre, autant de foie d'antimoine avec du son ou de l'avoine : ils lui font aussi boire son urine pendant trois jours. Les fumigations d'eau de mauve, de molène, ou d'eau de son à la tête, seraient aussi très-avantageuses, pour déterger les humeurs.

Mufle enflé.

Le bœuf, en broutant l'herbe, amasse quelquefois du venin qui lui fait enfler le mufle ou la bouche. Lavez souvent, jusqu'à guérison, la partie enflée avec du sel et du jus de plantain, ou avec de l'urine chaude.

Ongle éclaté, fendu, ou Galets tombés.

Le bœuf en marchant sur une pierre

se fend quelquefois la corne du pied, de sorte que l'ongle ou le gros galet est divisé.

Prenez cire jaune, térébenthine et miel, de chaque une once ; faites-en un cataplasme que vous appliquerez sur le pied et l'y laisserez pendant quinze jours, observant de ne pas mettre l'animal à l'eau.

Si l'ongle du pied venait à tomber, vous soupoudreriez un peu la partie, avec du poivre et du vert de gris en poudre, et y appliqueriez un cataplasme, composé de six blancs d'œufs, un peu de vinaigre et de suie de cheminée, ayant soin de le renouveler chaque jour, pendant quinze jours ; après ce terme, vous y appliqueriez de la cire et de la graisse fondues ensemble, préservant l'animal de l'humidité.

Paresse du Ventre.

A la paresse du ventre, l'animal ne bouse qu'avec difficulté ; il fait des efforts souvent inutiles ; sa fiente est sèche et dure, et le ventre a peine à s'acquitter de ses fonctions.

Donnez un ou plusieurs lavements composés d'une demi-livre de miel, un quarteron de beurre frais et deux onces de séné, bouillis dans trois pintes d'eau, de décoction de mauve et de pariétaire, et

5

deux cuillerées d'huile de noix. Le lendemain matin, vous ferez avaler une bouteille d'eau tiède dans laquelle vous aurez dissous deux onces d'aloès en poudre.

Le foin ne vaut rien aux animaux paresseux du ventre ; le pâturage, au contraire, leur est excellent. Hors les saisons de pâture, on ne leur donne que de la paille, et, le soir et le matin, du son de seigle, trempé dans de l'eau. Voyez *constipation.*

Paralysie.

La paralysie est la privation ou la diminution du mouvement et du sentiment. Quelquefois elle attaque tout le corps de l'animal; d'autres fois une partie seulement, comme la langue, l'anus, les paupières. Quand la paralysie est complète, l'animal reste comme mort, sans mouvements, sans sentiment et paraît gonflé ou boursouflé partout le corps. Quand il n'y a qu'une partie du corps attaqué, elle laisse quelques légers mouvements à cette partie.

Comme la paralysie succède ordinairement à l'apoplexie, on peut suivre le même traitement. Il faut d'abord saigner l'animal au cou, si on le juge nécessaire, donner un ou plusieurs purgatifs, de deux onces de séné et une once de sureau, dans une chopine d'eau bouillie avec ces plantes ; on peut y ajouter un peu de miel. Quelques lavements seront aussi administrés tels que trois pintes d'eau dans laquelle on aura fait bouillir deux onces de tabac haché, et une once de sel ; ou dix grains de tartre émétique, dissous dans une pinte d'eau tiède. Après les remèdes précédents, on fera prendre un ou plusieurs breuvages, de trois têtes d'ail, une poignée de sauge et autant de laurier, le tout infusé dans trois chopines d'eau. Il serait bon de frotter la partie ou le corps paralysé, avec la composition suivante : faites bouillir dans une bouteille de vin et une demi-chopine d'eau-de-vie, une poignée de feuilles de laurier, deux poignées de sauge et de lavande, et servez-vous de cette fomentation ; ayant soin de tenir l'animal chaudement.

Peau collée à la Chair, Peau qui tient à la Chair.

Lorsque la peau est collée à la chair, on ne peut plus, avec la main, la faire mouvoir : elle n'a plus cette souplesse et cette flexibilité comme auparavant ; la chair et la peau ne sont plus qu'une masse de chair.

Il faut d'abord frotter le dos et les côtés de l'animal, par deux ou trois fois, avec une décoction de feuilles de sureau, de molêne, pilées avec du sel, et détacher la peau avec la main, en la poussant de côté et d'autre ; ensuite, frotter trois fois l'animal, partout le corps, avec de la graisse. Sur la fin de l'opération, on mènera l'animal au soleil ou dans un lieu chaud, et on bouchonnera, à contre-poil, tout le corps avec une poignée de paille, trempée dans du vin et de l'huile, ou mieux avec de la lie de vin.

Peau soulevée par l'eau, ou Eau entre cuir et chair.

Dans cette maladie, promenez votre main le long du dos et des côtes de l'animal, vous sentirez la peau soulevée par une eau qui est entre la chair ; la peau surnagera même et paraîtra très-déliée, c'est ce qui rend la bête gonflée le long des reins.

Faites une ouverture au haut des hanches, afin de faire sortir l'eau, que vous pousserez avec vos mains vers ces fentes ; mettez ensuite sur la plaie, un emplâtre, pour y attirer l'humeur séreuse, tel que poix de bourgogne, et continuez ce remède, jusqu'à guérison. Il est bon aussi de mettre l'herbe ou le séton au cou.

Palais enflé.

L'enflure du palais cause des douleurs

à l'animal et le rend dégoûté. Dès qu'on aperçoit, au haut de la bouche, au palais, une certaine inflammation, on fait une saignée à la veine du palais par le moyen d'une petite incision, que l'on frotte ensuite avec du sel et du vinaigre. On donne pendant quelque temps, de bon foin et de l'herbe tendre pour nourriture.

Peste blanche.

La peste blanche est cette maladie contagieuse, appelée aussi charbon, qui s'annonce par de petits boutons peu sensibles dans l'épaisseur des chairs, et qui fait périr l'animal en peu d'heures. Ces symptômes commencent par la tristesse, la pesanteur de la tête qui est penchée vers la terre et comme surchargée d'un poids énorme, les oreilles pendantes et une chaleur extraordinaire entre cuir et chair. Quelquefois la fermentation est si considérable, que le sang bouillonne, principalement à la veine du cœur. Voyez le reste de la description de cette maladie, ainsi que le traitement, à l'article charbon de la peau.

Dans la crainte que l'animal ne meure subitement, il faut brûler des branches de sarment, mêler la cendre dans une écuellée d'eau chaude, avec une gousse d'ail pilé, une once de soufre, un coup de poudre à canon, et donner le tout à boire. Pendant ce temps-là, on pile du grand seneçon vulgairement orcris, feuilles de bardane ou bouillon, de chacun deux poignées, avec une jointée de sel : on frotte alors l'animal avec ce mélange, sur toutes les parties du corps, en descendant toujours vers la gorge et la tête. Toute la nourriture est une bouillie de seigle. Voici comment on peut la faire : une demi-livre de beurre, deux ou trois jointées de farine et six pintes d'eau. On fait cuire le tout sur le feu ; au premier bouillon on le retire, et on le donne tiède.

Plusieurs, afin d'arrêter les progrès de la maladie, saignent l'animal à l'oreille, et lui font ensuite avaler une petite poignée de suie, autant de levain, un blanc de poireau, un peu de terre franche, autant de beurre, un œuf de poule, une demi-poignée de fenouil et deux onces de soufre dans une forte écuellée de lait doux.

Pied piqué d'un clou, ou Gravier enfoncé dans le Pied.

Si l'animal, en marchant, venait à s'enfoncer un clou ou un gravier dans le pied, il faudrait tirer ce corps étranger du pied, avec un couteau, et laver la plaie avec de la térébenthine et de l'huile chaude, recouvrir ensuite la partie avec un emplâtre de miel et de sain-doux, fondus ensemble.

Si une épine, un chicot de bois, ou un corps étranger quelconque se trouve dans le pied, il faut d'abord l'en retirer avec quelque instrument, faire sortir le pus de la plaie et y introduire du poivre et du suif fondu.

On trouve quelquefois des difficultés pour arracher les épines ou les esquilles de bois enfoncés dans le pied ; dans ce cas, appliquez-y de l'huile d'olive.

Pierre ou Gravelle.

On entend par gravelle une pierre qui se forme dans les reins et qui bouche le canal de l'urine. On reconnaît la présence de la pierre des reins, lorsque l'animal regarde souvent et tristement son dos ; quand il plie les reins par la douleur qu'il ressent à cette partie. De temps en temps il se lève et se couche à chaque instant ; il fait des efforts pour rendre son urine ; mais le plus souvent elle ne tombe que goutte à goutte et en petite quantité à la fois, ou rouge, vive et enflammée, ou entremêlée de sang. Quand la douleur est trop violente, le pouls est vif et agité ; il y a fièvre. Maladie incurable.

Piqûre , ou Morsure de bêtes venimeuses.

Aussitôt qu'un animal a été piqué d'une bête venimeuse , la partie offensée se gonfle et devient boursouflée ; insensiblement elle se tuméfie , devient douloureuse, engourdie et comme paralysée. Si la piqûre a été faite à la jambe , l'enflure monte à la cuisse, se répand sur le corps , enfin gagne le cœur , d'où s'ensuit la mort en peu de temps , si on n'y apporte un prompt secours.

Il faut , après avoir fait sortir un peu de sang de la plaie , appliquer sur la piqûre des feuilles de bardane ou bouillon, pilées avec du sel , ou des feuilles de rue avec un oignon pilé , et donner en breuvage une once de thériaque dans une chopine de vin , ou des feuilles de bardane pilées dans du vin.

On attribue les mêmes propriétés aux feuilles de frêne en vin , et aux feuilles pilées avec sel.

Plusieurs font une saignée au cou , donnent en breuvage une once d'oriétan dans une chopine de vin , et frottent la plaie et toute l'enflure avec du jus de plantain ;

Ou faites avaler trois têtes d'ail pilées , un coup de poudre , dans une écuellée d'urine. Le sel volatil de vipère, ou l'eau de luce appliquée sur la morsure, est un excellent remède.

Quand ce n'est qu'une piqûre d'abeille, de frêlon, de mouche, le mal se dissippe de lui-même ; néanmoins, on peut laver la partie avec du vinaigre, et y appliquer un ail ou un oignon pilé, ou de la thériaque prise à l'intérieur et appliquée à l'extérieur. Lorsque la peau des animaux est couverte de ces bosses causées par les piqûres, il est bon de les frotter avec de l'urine chaude ou du suc de persil.

Pissement de sang.

C'est un écoulement de sang par les urines, presque toujours accompagné de fièvre et de flux de ventre. Cette maladie vient d'une trop grande échauffaison, d'un travail forcé, d'une marche excessive, de la morfondure, de la nourriture de plantes âcres, des remèdes violents, des chutes, de la pierre dans les reins ou dans la vessie.

Il faut d'abord mettre l'animal à la diète et lui retrancher toute boisson, hormis le breuvage suivant : Prenez six œufs frais, une poignée de suie, mêlez le tout dans une chopine d'huile d'olive et autant d'urine d'homme, et le faites avaler à l'animal ; ou jus de plantain, poudre de tartre ; ou un verre de vinaigre , deux petits morceaux de concombre concassés , deux blancs d'œufs , une demi-chopine d'huile d'olive dans une chopine de vin. Si le pissement de sang n'arrête pas dans vingt-quatre jours, l'animal mourra.

Plusieurs pratiquent la saignée, donnent pendant quelques jours des breuvages composés de mauve , de molène, de graine de lin , d'une once de miel ; le tout bouilli dans trois pintes d'eau ; plusieurs lavements de petit lait ou d'eau, dans laquelle on a fait bouillir des feuilles de sang de dragon , d'oseille , de laitue, et un verre de vinaigre. Vers le quatrième jour ils font prendre le breuvage suivant : Une poignée de feuilles de plantain , deux poignées de queue de cheval et de bourse à pasteur , fleurs de mille pertuis , écorce de chêne, bouillis dans deux chopines d'eau. On se sert aussi de ce remède pour lavements.

Si l'animal n'urine que très-peu de sang , saignez-le à la veine de la vessie, et, pendant trois matins , vous lui ferez prendre un quarteron de miel dans trois demi-chopines de vin bouilli. Un repos de sept à huit jours pourra rétablir la santé.

Autres. remèdes. Faites roussir sur le feu une livre de beurre et le donnez tiède à l'animal, ou pendant trois jours, donnez dans une pinte de lait doux, ortie, herbe à mille feuilles ou à charpentier, persil, de chaque une poignée, et deux onces de sel, ou pendant trois matins, de l'huile, de la graisse et miel, bouillis ensemble.

On fit avaler une bouteille de jus de plantain, de l'huile d'olive et du vinaigre, en égale quantité, avec trois œufs, et le pissement de sang arrêta, ou, deux écuellées de lait doux, dans lequel on avait fait tremper une poignée de feuilles d'hyssope.

Le remède essentiel est de ne point laisser boire l'animal. Sa boisson doit être de l'eau tiède, blanchie avec du son ; sa nourriture est de bonne herbe, en été ; et, pendant l'hiver, du foin mouillé.

Animal qui ne peut plus uriner par le Pissement de Sang.

Pilez deux poignées de cresson de rivière et le faites avaler, dans une bouteille de vin ou une écuellée d'eau tiède ; frottez ensuite avec de l'huile le fourreau de la verge du bœuf ; et, de la vache, celui de la naissance ou la vulve.

Plusieurs se contentent d'une chopine d'huile de noix pour breuvage : d'autres donnent, dans une bouteille de vin, de l'écorce de frêne, racine de petit-houx, dit frigonnière, et racine de chien-dent pilées.

Pleurésie.

La pleurésie est une inflammation de la plèvre, membrane qui enveloppe les poumons. Cette maladie fait des progrès rapides, si l'on n'emploie, dès son début, les remèdes convenables. Elle s'annonce par les symp'ômes suivants : perte d'appétit, air abattu, aversion pour le travail, battement des flancs, fièvre, difficulté de respirer, sueurs abondantes, chaleur de la bouche, quelquefois toux, sensibilité des côtes, langue sèche, pouls dur ; et, sur la fin, une chaleur considérable partout le corps. Tous ces signes ont beaucoup de rapport avec ceux de la pulmonie, tant il est vrai qu'il y a beaucoup d'affinité entre l'une et l'autre maladies ; car il est probable que l'inflammation commence d'abord par la plèvre, et s'étend de là jusqu'aux poumons. La pleurésie, comme le reste des maladies inflammatoires, se termine toujours par la résolution, la suppuration et la gangrène. La suppuration est fâcheuse et souvent incurable. La gangrène est mortelle.

Comme la résolution est la voie la plus salutaire, et presque le seul moyen d'obtenir une guérison complète, il faut, pour y parvenir, avoir recours aux saignées, répétées de trois heures en trois heures, pendant cinq jours, suivant la force de l'animal et la violence de la maladie. Il est bon de remarquer ici que deux saignées au commencement font plus d'effet que six dans l'état de maladie, et, qu'après le sixième jour, elles sont presque tout-à-fait inutiles. La diète et les boissons fréquentes et copieuses d'eau blanchie avec de la farine de seigle, ou l'eau de décoction de plantes rafraîchissantes, de mauves, guimauves, laitues, chicorée-sauvage, comme aussi une livre de miel délayée dans de l'eau de son; cinq à six lavements par jour, de décoction de pariétaire, de mauve, de graine de lin, etc.; et sur la fin, un lavement purgatif de deux onces de séné, quatre onces de sel d'epsom, une poignée de mauve ou de mercuriale, le tout bouilli légèrement dans deux pintes d'eau : ce sont là les remèdes qu'on emploie avec quelques succès.

Si vers le quatrième jour la fièvre et la difficulté de respirer diminuent, c'est-à-dire si la résolution commence à se faire, il sera bon de la favoriser par quelque cordial, comme un breuvage de trois chopines d'eau de son, dans laquelle on aura fait bouillir deux poignées de baies de genièvre, ou deux onces de canelle.

Si, après le septième ou huitième jour, la maladie continue, la pleurésie se termine alors par suppuration ; il se forme un abcès qui se rompt ensuite , et tombe dans les bronches des poumons ; le pus sort alors par le nez au moyen de la toux , et c'est ce qui constitue la pulmonie. Voyez *Pulmonie.*

Poil tombé, le faire revenir.

Quand après une écorchure le poil vient à tomber, on le fait revenir en frottant, tous les jours, pendant quatre jours, la partie pelée avec du miel chaud.

Poison avalé. Empoisonnement.

Les animaux peuvent être empoisonnés de différentes manières : par les minéraux ou par les végétaux ; on reconnait l'empoisonnement aux signes suivants : l'animal éprouve des nausées , des mouvements convulsifs , une suffocation autour du cœur ; un feu et des douleurs depuis la bouche jusqu'aux intestins , des sueurs froides, des palpitations, des convulsions; le pouls est vif, petit et serré ; le ventre ordinairement gonflé; les cornes , les oreilles et les extrémités sont froides et les membres tremblants; l'urine supprimée ne sort qu'avec de grandes ardeurs , les yeux et les veines paraissent extrêmement gonflés : bientôt il survient des étourdissements ; la vue s'obscurcit, le pouls diminue, et l'animal meurt au milieu des convulsions.

Si l'on présume que l'animal ait avalé des poisons minéraux tels que l'arsenic, de l'eau-forte, faites-lui avaler de l'huile d'olive en grande abondance, ainsi qu'en lavements, ou une potée de lait doux, ou une livre de beurre frais ; on pourrait avant ces remèdes, faire une saignée, si la douleur était trop violente.

Si l'animal avait mangé des végétaux tels que la jusquiame, la belladonne, la mandragore, l'euphorbe, etc., il faudrait saigner l'animal et lui faire boire une grande quantité de vinaigre, ou de la limonade, ou de l'eau et du sirop de vinaigre.

Poux, Pouillottement.

Les poux sont souvent la cause de la maigreur et de la pelure des vaches et des jeunes veaux. Comme cette vermine les empêche de profiter, il faut frotter la partie affectée avec du beurre salé, de la poix résine fondue dans du vin blanc et moitié urine, ou avec un mélange de poivre, de staphisaigre pilés et de vinaigre, ou enfin, avec du mercure et de la graisse de porc mêlés ensemble. Une bonne nourriture est nécessaire pour les animaux attaqués des poux.

Pulmonie, Inflammation du Poumon.

La pulmonie est une ulcération, une inflammation du poumon avec perte d'appétit , air abattu , dégoût pour le travail, oppression et difficulté de respirer , battement des flancs , chaleur de la bouche, haleine puante , toux continuelle plus ou moins forte , quelquefois sèche et écoulement de pus par les naseaux. Tous ces symptômes augmentent d'intensité , à mesure que la maladie fait des progrès. La respiration devient plus accélérée et plus laborieuse , le pouls plus faible et plus fréquent ; l'animal ne rumine plus ; il éprouve des fièvres minantes , et souvent une sécheresse à la langue et dans les naseaux ; ses yeux sont fixes et chargés ; sa tête pendante et presque toujours basse : bientôt les cornes , les oreilles et le reste des extrémités se refroidissent ; la faiblesse et l'abattement deviennent si considérable , que l'animal ne peut plus se remuer ni se tenir sur ses jambes; à tous ses signes , se joignent la rougeur des yeux , souvent larmoyants, et le râlement qui annoncent la mort. Quand ces deux derniers symptômes se manifestent , la maladie est incurable. Voyez plus bas, à l'article *pus épanché*.

Le passage subit du chaud au froid , les nourritures mal-saines , les pleurésies , en un mot tout ce qui peut arrêter la transpiration , peut aussi donner cause à cette maladie.

Les remèdes indiqués à l'article pleurésie doivent être employés , c'est-à-dire , les saignées , la diète , l'herbe au poitrail , les breuvages fréquents de feuilles d'hyssope , de lierre terrestre ou de marrube blanc , de chaque une poignée , infusées dans deux pintes d'eau , ou dans trois pintes d'eau , une décoction de racines de guimauve , de fleurs de mauve , une cuillerée de miel , de blanc de baleine , une demi-once d'huile d'amandes douces , et autant de gomme ammoniaque , moitié pour dose, à deux heures de distance.

Il faut en même temps employer les fumigations à la tête , en faisant bouillir une quantité de son dans une chaudronnée d'eau , et en l'appliquant sous la tête de l'animal ; et corriger l'âcreté des humeurs par les boissons adoucissantes d'eau blanche ou de décoction de mauve , de guimauve, de pariétaire , etc. , ou de graine de lin , et par quelques lavements purgatifs, comme trois onces de séné , une once de miel, une poignée de mauve, le tout bouilli ensemble dans deux pintes d'eau.

Sur le déclin de la maladie , il est bon de donner le breuvage suivant , afin de déterger l'ulcère : faites bouillir dans trois pintes d'eau , feuilles d'hyssope , de lierre terrestre , de chacun une poignée , racines d'angélique et un demi-quarteron de miel, ou bien vingt-huit grains de soufre de térébenthine dans une décoction d'eau de mauve, pendant six jours de suite. On peut terminer la cure par un purgatif.

De cette façon, on réussit, pour l'ordinaire, à guérir la pulmonie, surtout lorsqu'on l'a traitée dès son principe.

Les anciens vétérinaires guérissaient l'ulcère des poumons en faisant prendre, de temps en temps, du son mouillé et mêlé avec une once de sperme de baleine et une demi-once de soufre, ou donnaient plusieurs breuvages composés de deux onces de muscade, autant de safran, une demi-once de gingembre, un quarteron de canelle, autant de miel et un peu de réglisse dans une chopine de vin.

Pus épanché dans les Poumons.

A la suite d'une pleurésie, d'une inflammation des poumons, etc, il se forme souvent un abcès ou un amas de pus, enveloppé dans la substance du poumon, d'où découle ensuite une humeur purulente, le plus souvent par les naseaux. Le premier degré prend le nom de vomique ; et le second, celui d'empyême. On connaît l'un et l'autre à la fièvre, à la difficulté de respirer, à la toux sèche qui continue après le quinzième jour d'une pulmonie, et à l'écoulement abondant de pus par les naseaux. Dans l'empyème , l'animal ne se couche que sur un côté ; il éprouve des frissons et des agitations continuelles. Comme la plupart des remèdes sont presque toujours infructueux dans cette maladie , on peut tenter les breuvages adoucissants , tels que les boissons d'eau blanche miellée , pendant six à sept jours , l'herbe au poitrail , les vapeurs d'eau chaude et les lavements purgatifs.

Rage , Morsure d'un animal enragé.

On distingue deux degrés dans cette maladie , la rage commençante et la rage confirmée. Quant à la rage commençante , il est bien difficile de la connaître ; cependant , quand on aperçoit un animal mordu ou embavé par un chien dont les yeux sont rouges et enflammés et la voix est enrouée , qui ne boit ni ne mange , qui ne connaît point son maître , qui fuit l'eau et chancelle en marchant , à la présence duquel les autres chiens s'enfuient , on juge que la morsure est d'une bête enragée.

Il faut, sur le champ , couper la partie mordue avec un rasoir , et enfoncer dans la plaie un fer rougi au feu , afin d'attirer le virus. Si la morsure a été faite à une partie tendineuse, il faut faire des scarifications à la peau et appliquer dessus les ventouses ; ensuite on fera prendre pendant trois jours de suite, trois ou quatre fois par jour, le breuvage suivant : Deux poignées de mouron rouge infusé dans une pinte d'eau, et deux gros d'alkali volatil, pour chaque dose. On peut continuer ce breu-vage pendant quelque temps, en en diminuant le nombre.

Quelques-uns, avec moins de succès, lavent d'abord la plaie avec du sel et de l'eau tiéde, et font ensuite avaler à l'animal, pendant quelques jours, cinq coquilles d'huître calcinées et réduites en poudre, avec du vin et de l'eau.

Lorsque la rage est confirmée, on la connaît aux signes suivants : douleurs vives à la partie mordue, frémissement et baillements fréquents, soif ardente, horreur de l'eau, pouls faible et inégal, yeux rouges et égarés, bouche pleine d'écume. La plaie, si elle était fermée, se renouvelle, l'animal entre en fureur, ronge sa mangeoire, frappe du pied et se jette indistinctement sur toutes les personnes pour les mordre. A la vue de ces symptômes le plus sûr et le plus court moyen est de tuer l'animal et de l'enterrer avec sa peau dans une fosse profonde.

Douleur de Rate.

On connaît la douleur de rate à une tension, à une dureté ou un gonflement sous les côtes de l'animal, qui éprouve des difficultés de respirer ; toutes les fois qu'il est contraint de marcher il ressent de vives douleurs à différentes reprises ; il tousse, perd l'appétit et paraît plongé dans la tristesse et l'abattement.

On fait avaler pendant plusieurs jours, deux fois par jours, deux boîtes d'oriétan dans une écuellée de lait doux ; une, le matin, à jeûn ; et, l'autre, le soir.

Une maladie appelée sang de rate, dont les symptômes sont le dégoût, la tristesse, le gonflement des glandes sous la ganache, au bas des côtes, avec un dévoiement de matières sanglantes, se guérit par les remèdes suivants : les boissons d'eau blanche de farine de seigle ; une poignée de mauve et autant de graines de lin bouillis dans deux bouteilles d'eau ; une demi-once de quinquina, une gousse d'ail, une once de miel, deux gros d'eau de rabel et autant de camphre, dans une chopine de décoction de baies de genièvre ; plusieurs breuvages et lavements de vinaigre.

Mal de Reins.

L'animal attaqué de cette maladie se sent du train de derrière, paraît roide surtout le long de l'échine, et quand on lui passe la main sur le dos, il semble fléchir un peu, il a peine à marcher ; il chancèle des flancs ; il ne retrousse point la queue et se trouve surchargé du derrière; l'urine, en médiocre quantité , sent mauvais, et, s'il y a inflammation , elle est plus ou moins rouge ; car plus la maladie est ancienne , plus aussi l'urine est rouge et sanguinolente. Lorsque l'on aperçoit dans l'urine certaines taches de sang noir , il n'y a guère d'espoir de guérir l'animal.

Saignez d'abord l'animal à la veine du derrière appelée matrice, qui se trouve le long du flanc en approchant des reins ; ensuite faites avaler deux verres de jus de porreau dans de l'eau ou dans une bouteille de vin. Vous donnerez un second breuvage composé de feuilles de laurier , de feuilles ou d'écorce de frêne , de racines de houx frêlon ou frigonière de la quantité d'une poignée de chaque, pilés, dans une bouteille de vin chaud.

Efforts de Reins.

Quand, en tombant ou en se relevant, l'animal fait un effort des reins, on le connaît par le mouvement alternatif qui se fait sur les côtés et par la douleur que la bête ressent le long de l'épine du dos qui la rend comme éreintée.

Il faut frotter les reins avec une once de savon mou , deux onces d'esprit de vin ou d'eau-de-vie, deux onces de térébenthine et quatre onces de graisse mêlés ensemble ou quatre onces de térébenthine et autant d'eau-de-vie ; et empêcher l'animal de se coucher, de peur qu'en se relevant, il ne renouvelle l'effort.

Relâchement de la Luette.

La luette est cette appendice de chair qui se trouve au fond de la bouche au-dessus de la racine de la langue. Elle est sujette à s'abattre par inflammation ou par relâchement ; quoique la luette relâchée ne soit qu'une maladie légère, néanmoins elle empêche l'animal d'avaler et on en découvre la cause en regardant au fond de la bouche.

Mettez dans une cuiller de bois deux pincées de poivre ; ouvrez la bouche de l'animal et frottez la luette en la soulevant tant soit peu. On peut encore se servir du moyen suivant : gargarisez plusieurs fois la bouche de l'animal avec une demi-once de poivre, deux verres de vinaigre et un peu de jus de plantain. La nourriture doit être d'herbe ou de foin humecté.

Rétention d'Urine.

Dans la rétention d'urine l'animal fait des efforts et se présente souvent pour pisser, et ne rend que peu ou point d'urine ;

parfois il devient gonflé par l'eau , qui ne peut trouver d'issue.

On emploie souvent avec succès le remède suivant :

Seneçon , pariétaire , racines d'asperges , de chacun une poignée, bouillis ensemble et appliqués sur les bourses des testicules du bœuf. On donne ensuite, pendant trois jours consécutifs , un breuvage d'une chopine de vin blanc dans lequel on a fait bouillir trois cuillerées de miel et autant d'huile d'olive. Pour nourriture, une grande quantité de feuilles de raves ; le midi et le soir , du son mouillé. Après huit jours de repos , ce remède guérit radicalement la retention d'urine.

Si néanmoins la rétention persévère , faites avaler dans une chopine de vin , un dragme de nitre et deux gousses d'ail pilé. Ou mieux , donnez plusieurs lavements de décoction de pariétaire , de mauve et de chicorée sauvages de la quantité d'une poignée de chaque , dans deux pintes d'eau , après y avoir fait dissoudre deux onces d'esprit de térébenthine, six gros de sel végétal et six onces d'eau de rave. Après ces lavements , faites avaler deux onces de salpêtre dans une chopine de vin. Après ces remèdes , il faudra avoir soin de promener l'animal , afin que, par les mouvements qu'il fera, les obstructions de la vessie soient dégagées par le moyen des urines.

Quand l'obstruction n'est pas considérable, on se contente de conduire l'animal dans une étable à moutons, d'y retourner le fumier et de l'y laisser l'espace d'une heure.

Si la retention d'urine est causée par l'inflammation , il faut saigner l'animal , le mettre à la diète et lui donner, pour boisson ordinaire , du petit-lait; plusieurs breuvages de pariétaire , de sel de nitre dans une bouteille d'eau , ainsi qu'en lavements.

Roideur du cou , de la tête , des reins , des jambes.

Il faut frotter souvent la partie roide avec de l'eau tiède , dans laquelle on aura fait bouillir des feuilles de molène et de mauve , et y appliquer un cataplasme de ces plantes.

Si la roideur était occasionnée par l'engorgement , il faudrait avoir recours à la saignée.

Plénitude ou Surabondance de sang.

La trop grande abondance de sang dans l'animal détruit l'harmonie des fonctions vitales et devient la source de plusieurs maladies. On la reconnaît par un pouls dur et plein, le gonflement des veines, les yeux rouges et pleins d'eau, la chaleur de tout le corps, la pesanteur et la lassitude des membres et l'assoupissement de tout le corps.

La saignée à la veine du cou, la diète et l'exercice, sont les remèdes qu'on emploie avec succès dans les commencements. Quand la maladie a acquis un degré d'intensité, on y ajoute quelques purgations, des boissons rafraichissantes, les lavements émollients.

Sang-sue avalée ou dans le gosier.

Les animaux qui paissent dans les lieux marécageux, sont sujets à avaler des sangsues. Vous le reconnaîtrez, quand vous verrez l'animal se débattre et s'agiter comme s'il avait la colique ; il frotte son mufle contre terre et rend parfois le sang par la bouche.

Faites avaler aussitôt une demi-chopine d'huile d'olive ou de noix, et la sangsue se détachera, ou betoine, rue et Angélique pilées et mêlées avec vinaigre, ou, tout simplement, du vinaigre chaud, ou de la saumure.

Signes de mort.

Les signes avant-coureurs de la mort sont : la bouse claire, d'une odeur ca-

davéreuse et fétide , quelquefois sanglante ;
les pieds , les cornes et les oreilles froides;
une respiration gênée et entrecoupée par
des sanglots ; les yeux tristes, larmoyants,
sont rentrés et tournés ; le cœur bat fréquemment et précipitamment ; le pouls
vif , creux et entrecoupé par un long intervalle ; l'animal se frappe des coups de
pieds dans le ventre ; sa tête est penchée
vers le flanc ; sa gueule devient froide
et serrée ; son haleine est puante et in-
fecte ; il grince des dents , et meure. Quelques soins qu'on apporte dans ces cir-
constances , la mort est inévitable.

Suppression d'urine.

Il y a suppression d'urine lorsqu'elle ne
se sépare pas dans les reins , ou qu'elle
ne s'y sépare qu'en petite quantité , ou
lorsqu'elle ne trouve pas de passage libre
pour aller dans la vessie. Alors l'animal
souffre de grandes douleurs ; il est dans
une fièvre considérable ; il se tourmente
et s'agite ; il plie des reins et regarde
souvent son flanc.

Lorsque la suppression vient de l'inflammation , il faut retrancher la nourriture ; donner plusieurs breuvages de
décoctions de feuilles de mauve , de guimauve bouillies dans deux ou trois pintes
d'eau avec une jointée de graine de lin ;

quelques saignées suivant le besoin ; pour adoucir et tempérer la douleur, faire avaler quelques onces d'huile d'amandes douces ; administrer plusieurs lavements émollients de décoction de graine de lin bouillie avec des mauves.

Si la suppression d'urine est causée par la gravelle ou la pierre des reins, elle est incurable.

Tamouche ou Cru jaune.

Le tamouche prend l'animal dans les naseaux, le fait souffler et ronfler de la même manière que s'il était à la courte haleine.

Comme cette maladie a son siége dans la tête, il faut la bassiner avec de l'eau tiède dans laquelle vous aurez fait bouillir des feuilles de sauge, de romarin, de l'orcris ou seneçon, et y appliquer ces plantes à demi-cuites. Parfumer ensuite toute la partie de la tête avec moitié eau et moitié vinaigre dans lesquels vous aurez jeté plusieurs cailloux rougis au feu.

Plusieurs prennent une branche d'osier, font un nœud par le bout et l'enfoncent dans les naseaux ; puis tournant et retournant, il font tousser l'animal qui jette ensuite ses ordures par les narines ; et, pour l'exciter à tousser, ils lui mettent du vinaigre dans les naseaux.

Si l'animal ne toussait pas suffisamment, on pourrait l'herber au poitrail et lui donner quelques breuvages émollients.

Maladie appelée Tas.

C'est un étranguillon qui prend l'animal dans la gorge , le fait travailler et rangonner dans le gosier.

Aussitôt que l'animal cesse de manger, il faut , s'il est possible , percer la tumeur. Vous ferez prendre un breuvage d'une moyenne quantité de soufre et de poudre à canon dans du lait doux. Vous frotterez ensuite toute la partie de la gorge avec du vinaigre , et y appliquerez de temps en temps des tuiles chaudes. Afin de détourner l'humeur , vous mettrez l'herbe au poitrail.

On peut encore obtenir la guérison en frottant et en appliquant sur l'inflammation de l'herbe de Saint Jean , de l'orcris ou senecon et un peu de sel ; le tout pilé ensemble. Voyez *goëtre*, *etc.*

De la Taupe.

La taupe est une protubérance , une excroissance de chair qui vient ordinairement depuis les cornes jusqu'auprès des épaules.

Le remède le plus expédient est , dès que la taupe sera formée , de la couper et de l'enlever avec un instrument tranchant , faisant néanmoins attention aux veines. Si le sang coule avec trop d'abondance , vous l'arrêterez en y appliquant des orties pilées , ou de l'amadou. Quand cette excroissance aura disparu , vous appliquerez sur la partie , de la charpie saupoudrée de vert de gris et trempée dans de la térébenthine , mêlée avec deux jaunes d'œufs.

Bœuf taurelier.

Il y a certains bœufs qui , quoique châtrés , cherchent néanmoins encore à s'approcher des femelles lorsqu'elles sont en chaleur. Quelques-uns même recherchent continuellement cet accouplement ; ce qui nuit également au bœuf et à la vache.

Jettez d'abord l'animal par terre , lavez-lui le fourreau de la verge avec de l'eau tiède , et frottez-le bien en dedans avec de la suie de cheminée , du vinaigre et des citrouilles de prés , mêlés ensemble ; ensuite vous enfoncerez dans la poche du nerf la moitié d'une chandelle de suif et l'y laisserez.

Testicules ou Bourses enflées.

Quand on aperçoit entre les jambes de derrière du bœuf une tumeur ou une enflammation aux bourses des testicules qui le contraint à écarter les jambes ou à ne marcher qu'avec difficulté , il faut voir

si ce mal vient d'un coup, d'une chute
ou d'une inflammation.

Si c'est un coup, frottez la partie
enflée avec de la bouse mêlée avec du
sain-doux, et laissez l'animal se reposer
pendant quelque temps.

Si c'est une inflammation, le mal
est plus à craindre ; alors, plongez, pendant quelque temps, la partie dans l'eau
froide, et appliquez sur le testicule un
emplâtre de craie blanche en poudre,
du sel et du vinaigre ; ou du jus de
plantain et de pourpier mêlé avec de
l'huile rosat et deux blancs d'œufs.

S'il s'était formé un dépôt tel qu'abcès,
vous mettriez sur la partie un cataplasme
de pariétaire bouillie dans du vin, ou
de la fiente de bœuf, du cumin, du
vinaigre et un peu d'eau ; le tout mêlé
ensemble, laissé et renouvelé jusqu'à
guérison.

Douleur de tête.

Dans cette maladie, l'animal a la tête
souvent enflée, lourde et plus chaude
que de coutume ; il sort de ses yeux une
abondance d'humeurs ; il découle de ses
naseaux une espèce de morve épaisse et
fumante ; il paraît abattu et sans in-
quiétude : souvent, dans le vertige particulièrement, il a la vue trouble et les

yeux étincelants; il chancèle et se laisse tomber comme une masse ; ses oreilles et ses cornes sont fort chaudes ; il ne boit ni ne mange; il est comme étourdi et tient sa tête baissée.

Quand la douleur de tête est occasionnée par la transition subite du chaud au froid, et quand ce n'est qu'une espèce de rhume, prenez feuilles de rue, d'angélique, de berce ou paimpain, de chacun une poignée ; une poignée de sel, deux verres de vinaigre; broyez le tout ensemble et l'appliquez sur la tête de l'animal ; ensuite vous lui seringuerez dans les naseaux, moitié huile d'olive et moitié vinaigre, et appliquerez chaudement sur la croisée des reins une pièce de fil à demi-cuit, ou une grosse chemise de toile bouillie dans de la lessive. Aussitôt après cet appareil, faites bouillir une ou deux écuellées de crême, bien battue avec une demi-once de poivre, et donnez le tout médiocrement chaud en breuvage.

La plupart des vétérinaires emploient, avec succès, le remède suivant, principalement dans le vertige : Une saignée au cou, mieux au plat de la cuisse et à la queue ; plusieurs boissons d'eau blanche, ou de petit lait, ou une décoction de chicorée sauvage, de laitue, de mauve et de pariétaire ; le tout bouilli dans un pot d'eau ; un lavement de feuilles de mauve , de fenouil , de centaurée , de chacun une poignée ; une demi-once d'ellébore et deux onces de séné ; le tout infusé dans deux pintes d'eau. Ce lavement arrête les vapeurs des entrailles, qui occasionnent le mal de tête. L'animal ne doit avoir qu'une nourriture rafraîchissante, telle que laitue , chicorée , eau blanchie avec de la farine de seigle.

Les saignées , les fomentations émollientes à la tête , les breuvages rafraîchissants , un peu purgatifs , les lavements émollients , les sétons ou l'herbe au cou , les injections de vinaigre et d'ail dans les narines , sont les remèdes qu'on emploie toujours avec succès.

Lorsque le mal de tête est causé par un abcès ; voyez ce mot à son article.

Si c'est un amas d'eau ou de sérosité au cerveau , tel qu'on le voit dans le tournoiement des moutons , le mal est souvent incurable , cependant on doit tenter les sétons ou l'herbe au poitrail , ainsi que les remèdes précédents.

De la toux.

La toux est une expiration subite, violente et avec bruit , que l'animal fait par la bouche , pour se débarrasser de ce qui

lui irrite la gorge. La pulmonie, la morfondure, la pleurésie et les autres maladies
de la poitrine peuvent exciter la toux ;
alors, on doit attaquer la cause qui l'a
produite. Je ne parle ici que de la toux
simple causée par le froid, la poussière,
la crudité de la boisson, la sécheresse
des poumons. Cette toux, quoique peu de
chose en apparence, fatigue néanmoins
l'animal, qui est obligé de travailler, et peut
-devenir le prélude d'une autre maladie.

Il faut, si on le juge nécessaire, employer la saignée et donner des boissons
copieuses de quatre à cinq poignées de
feuilles de mauve, de guimauve et de
molène, bouillies dans trois pots d'eau.
L'eau blanchie avec du son ou de la farine de seigle, est aussi très-bonne, ainsi
qu'une nourriture de navets, de choux
avec du son.

Autres remèdes. Faites tremper, l'espace de cinq ou six heures, quatre blancs
de porreaux dans trois pintes d'eau, au
moins; mêlez dans cette eau une jointée
de farine de froment, et faites-le boire à
l'animal : on dit que la toux, quelque
vieille qu'elle soit, cède toujours à ce remède;
ou deux poignées d'ache et d'absinthe,
un peu d'hyssope dans une forte écuellée
de lait doux, données en breuvage.

Si l'animal toussait fréquemment, il faudrait lui faire prendre de la première écorce de houx , trempée un ou deux jours dans une pinte de vin. Le jus de porreau mêlé avec l'huile d'olive est bon , tant pour bœuf que pour la vache.

Un bœuf toussait à chaque instant depuis plusieurs jours , on lui fit prendre une poignée de suie , autant de fiente de poule, sèche , pour un sou de poivre et autant de soufre réduits en poudre, une poignée de sommités d'orties pilées dans une écuellée d'urine tiède. Après le breuvage , on lui fit avaler deux œufs frais , et l'animal guérit presqu'aussitôt.

On donne encore contre la toux , les breuvages de chiendent pilé et bouilli dans quatre pintes d'eau mêlée avec de la farine de seigle et du gruau de lentille.

Tranchées , Coliques.

Les tranchées sont une douleur violente que l'animal ressent dans le bas-ventre , qui le fait se jeter à terre , se coucher , se relever souvent , s'agiter , se débattre , regarder tristement son flanc et refuser toute nourriture.

Les tranchées viennent de l'inflammation , de la bile , des boissons d'eaux froides , de l'indigestion, des vers , de la suppression d'urine ou de la constipation , ou des vents. Les mêmes douleurs se manifestent encore dans l'hydropisie de poitrine, la rétention d'urine, la rupture de l'estomac, où l'on voit l'animal allonger le cou et jeter les aliments par le nez, ainsi que celle du diaphragme où le ventre et la poitrine montent et s'élèvent en même temps, de façon que l'on croirait que ces deux cavités n'en font qu'une.

Lorsque l'on ne connaît pas bien l'espèce de tranchée, il y a tout lieu de croire qu'elles viennent d'inflammation. Saignez l'animal suivant ses forces et selon la violence du mal ; retranchez-lui tout aliment solide, comme foin, paille ; donnez plusieurs lavements d'eau de son, ou d'huile d'olive, ou de décoction de mauve ; faites boire tiède de l'eau blanche de farine de seigle avec une once de sel de nitre, ou plusieurs décoctions de mauve, de guimauve et de pariétaire ou de graine de lin. On peut calmer les douleurs dès le commencement, en faisant prendre une poignée de fleurs de camomille et une once de crême de tartre ou environ cinquante gouttes d'éther vitriolique, le tout infusé avec une pinte d'eau bouillante.

Si les tranchées sont occasionnées par la bile, l'animal rendra, avec la fiente, des matières jaunâtres, verdâtres ; il se tourmentera, se couchera et se relèvera aussitôt ; ses cornes et ses oreilles seront brûlantes ; il perdra l'appétit et éprouvera une altération continuelle.

Pour la cure , pratiquez le remède précédent , c'est-à-dire , la saignée , la diète, les boissons d'eau blanche ou de petit-lait, les lavements, et une nourriture de feuilles d'oseille.

Quand les tranchées surviennent après les boissons d'eau froide , il faut tenir l'animal bien chaudement ; et , au bout d'une demi-heure , si la douleur continue , faire une saignée et donner les lavements ci-dessus.

Si les tranchées sont causées par l'indigestion (V. art. *indigestion.*) donnez des lavements de feuilles de mauve bouillies, et promenez l'animal : c'est là le meilleur remède.

Si les tranchées viennent des vers dans les intestins , voyez *vers*.

Si ce mal est occasionné par la rétention , la suppression d'urine , la constipation , voyez ces mots à leurs articles.

Quand la colique ou tranchée est causée par les vents , on entend des grouillements dans les intestins et les gros boyaux ; les vents sortent de temps en temps par le fondement ; le ventre est dur , gonflé et tendu ; l'animal a peine à respirer et a les jambes , les cornes et les oreilles chaudes.

Prenez un oignon , haché bien menu avec un morceau de savon gros comme un œuf, mêlez-y deux pincées de poivre et l'enfoncez dans le fondement, le plus avant possible, promenez ensuite l'animal, et, quelque temps après, donnez-lui un lavement d'une once de savon noire dissous dans de l'eau. Si les tranchées ne s'appaisent pas, il faut saigner et faire avaler de la semence d'anis ou de fenouil et de la racine d'angélique dans du vin ; on peut aussi remplacer le remède précédent par celui-ci : la diète, les boissons de petit-lait et de décoction de mauve, de chicorée sauvage et de molène ; les lavements composés de deux poignées de feuilles de mercuriale ou foirole et fleurs de camomille, graine d'anis ou de fenouil, une demi-poignée, le tout bouilli dans deux pintes d'eau.

Il y a encore les tranchées du bésoard, qui consistent dans une espèce de boule plâtreuse formée dans les intestins, dans lesquelles l'animal se tourne par intervalles et regarde son ventre de temps en temps. Elles sont incurables.

Voici la plupart des remèdes employés avec succès, par nos bouviers, contre les tranchées ou coliques : faites brûler des semelles de soulier et des croûtes de pain que vous pilerez avec ail, soufre et résine neuve, gros de chaque comme une noix, et donnez le tout dans une pinte et demie d'eau tiède. Il est bon aussi de plonger un ou deux morceaux d'acier rougis dans une écuellée de lait, et de le faire boire à l'animal; ou, une demi - once de thériaque avec une pinte et demie de vin ; ou , amandes amères , écorce de grenade , feuilles de pouliot et d'aurone pilées , et données avec vin rouge ; ou un verre de graines de céléri et de concombre , autant de miel dans du vin rouge; on donne encore pendant quatre jours , en égale portion , quinze pommes de cyprès , autant de noix de galles et de vieux fromage , le tout pilé , et trois pintes de vin rouge. Une nourriture de bon foin et un picotin d'avoine le midi; une boisson d'eau blanchie avec de la farine de froment.

Transpiration arrêtée , Sueurs supprimées.

Le passage subit du chaud au froid , la crasse et la malpropreté de la peau , les huiles , les graisses , arrêtent quelquefois la transpiration de la peau. Cet accident s'annonce souvent par un malaise, un défaut d'appétit accompagné de fièvre, de chaleur et de sécheresse.

Si le défaut de transpiration est causé par la malpropreté, il faut frotter rudement l'animal partout le corps avec un bouchon de paille trempé dans de l'eau tiède, l'étriller de temps en temps et le tenir proprement.

Si le défaut de transpiration vient du

passage subit du chaud au froid, il faut lui faire boire, tiède, deux pintes d'eau dans laquelle vous aurez fait bouillir deux ou trois poignées de fleur de sureau, ou de reine-des-prés, et répéter ce breuvage jusqu'à guérison.

Tremblement, Frissons.

Le tremblement peut être causé par la fièvre, le défaut de transpiration, l'indigestion, les nourritures fraîches, les boissons d'eau froide, la défaillance, etc.

Si le tremblement vient d'un défaut de transpiration ou d'indigestion, faites avaler deux onces de thériaque, ou une noix de muscade et une once de thériaque dans une bouteille de vin rouge; couvrez ensuite l'animal et le promenez.

Si ces frissons proviennent des nourritures et des boissons froides. Voyez *Tranchées d'eau froide.*

Si le tremblement est produit par la fièvre. Voyez l'article *Fièvre.*

Lorsque le tremblement survient à la suite d'une maladie grave, il annonce la mort prochaine. Incurable.

Tumeurs, Enflures.

Les tumeurs sont une élévation contre nature, qui survient à quelque partie du corps, à l'occasion d'un dépôt d'humeurs.

On peut les faire disparaître de deux

manières, en les atténuant par les résolutifs, et en les attirant par les maturatifs et les suppuratifs.

Quand la tumeur ne renferme encore aucune humeur corrompue, on la dissipe, en appliquant sur la partie tuméfiée des feuilles de ciguë pilées, ou du levain délayé avec du vinaigre ou de l'eau-de-vie.

Lorsque la tumeur tend à corruption, on peut la ramollir et l'attirer à suppuration, en y appliquant deux oignons de lis et deux poignées d'oseille, cuits avec du saindoux.

Si la tumeur devenait dure et insensible, le plus sûr moyen serait d'ouvrir la peau avec un rasoir, et d'enlever la grosseur ; il ne resterait plus qu'une plaie qu'on laverait cinq à six fois par jour, pendant deux jours, avec une once de vitriol bleu, dissous dans une demi-chopine d'eau froide, ayant soin de recouvrir cette plaie avec des étoupes imbibées de cette eau, et de terminer par l'application de l'essence de térébenthine, mêlée avec un jaune d'œuf. Voyez *Loupe.*

Tympanite, Hyprisie sèche.

La tympanite est une enflure du bas-ventre, causée par l'air ou des vents. Elle diffère de l'hydropisie, en ce que le ventre est plus dur et plus tendu. Quand

on frappe dessus , l'on entend un bruit
comme celui d'un tambour. Il sort quelquefois des vents qui soulagent l'animal ,
et , quand ils s'arrêtent , il est vivement
incommodé ; il fait des efforts et est tour-
menté par la constipation.

Voyez le remède à cette maladie , à
l'article *tranchées causées par les vents.*

Ulcère.

Toute plaie qui produit un écoulement
de pus blanc , épais , jaunâtre , roussâtre,
doit être traitée comme ulcère , et pansée
avec de la charpie imbibée d'essence de
térébenthine.

Si l'ulcère est noirâtre , d'une mauvaise couleur , il doit être brûlé avec un
fer rouge et traité comme ci-dessus.

L'eau suivante est excellente pour les
ulcères : prenez pour six sous de camphre,
autant de vert de gris et de couperose
blanche , pour huit sous de soufre et
autant de vitriol ; le tout pulvérisé et
dissous dans une demi-chopine d'eau-de-
vie. Lavez souvent l'ulcère de cette composition , et appliquez - y des étoupes
imbibées , la guérison sera prompte.

Flux d'urine.

Le flux d'urine est un écoulement continuel et involontaire de l'urine , sans

douleurs , causé par le relâchement des parties.

Faites· avaler , dans une pinte de vin rouge , ortie , plantain ,·mille-feuilles, de chacun une poignée, bouillis dans une pinte d'eau·; il sera bon de répéter de temps en temps ce breuvage , et de baigner l'animal dans l'eau froide pendant sept à huit jours. La racine de consoude , l'écorce ou le gland de chêne , de cyprès , et les fleurs de mille-pertuis , bouillis en eau , ont la même propriété.

Venin dormant , Cru sec , Pienne.

Le venin dormant est une humeur âcre qui corrode la peau de l'animal et la rend roide et sèche ; elle craque comme un parchemin quand on la soulève le long du dos avec la main : quelquefois le cuir est un peu soulevé par l'eau corrosive ; d'autrefois la peau est comme collée à la chair : l'animal mange peu et semble maigrir de jour en jour. Vous grillerez une jointée de sel et ferez prendre dans une écuellée d'urine d'homme; et , si ce remède n'opère rien , vous donnerez un breuvage de feuilles de frêne , de bardane et de pervenche, de chaque environ une poignée , le tout bouilli dans une soupe grasse ou dans du vin.

Il serait plus expédient de saigner l'animal au cou , et , deux heures après, lui faire avaler deux gousses d'ail pilé et un coup de poudre à canon dans une écuellée d'urine d'homme.

Si la peau était sèche et aride , et la circulation du sang lente , et si les remèdes précédents n'avaient produit aucun effet , il faudrait faire suer l'animal dans les orties , de cette manière : couvrez-lui tout le corps d'orties , à l'exception de la tête, élevez du fumier tout autour jusqu'aux dos et même au-dessus ; laissez néanmoins la respiration libre , et tenez-le dans cet état de sueur pendant deux ou trois heures. Les fomentations émollientes et les fumigations pourraient aussi être d'un grand secours.

Venin hâté.

L'animal enfle dans un instant : il devient gros et plein son cuir ; ce gonflement le suffoque , l'étouffe , lui ôte l'appétit , le fait téguer et baver ; souvent il veut uriner et rend peu d'urine à la fois. Quand l'écume lui sort par le fondement , il faut apporter un prompt remède , sans quoi la bête périt.

Saignez promptement l'animal à la veine du cou , et si le sang ne sort pas assez abondamment , saignez de l'autre côté en même temps ; enveloppez-lui le corps d'un

drap de lessive mouillé ; jettez-lui continuellement de l'eau froide sur le dos ; pas-
sez-lui de travers la bouche un bâton enveloppé d'un linge imbibé de vinaigre ,
ou d'assa fœtida et l'attachez par les deux
bouts aux cornes , afin de le faire baver
le plus possible. Ensuite prenez deux gousses d'ail pilé , et un coup de poudre à
canon , que vous ferez avaler dans une
écuellée d'urine , ou dans une pinte de
vin blanc , ou de cidre.

Verge, Nerf, ou Fourreau enflammé.

Il se forme parfois à l'entrée du nerf
ou du fourreau du bœuf une inflammation , causée ordinairement par l'écoulement des urines âcres et échauffées ; en
portant la main à l'endroit d'où sortent
les urines , on y sent une chaleur extraordinaire.

Frottez , plusieurs fois le jour , la partie avec du vert de gris mêlé avec du sain-
doux , et la guérison sera prompte.

Vers du bouvier.

On trouve sur le dos du bœuf , entre
cuir et chair , des vers presque aussi gros
que le pouce : la peau du dos en est quelquefois si couverte , que les crevasses et les
gerçures s'étendent même jusqu'au cou et
aux épaules ; ce qui rend l'animal maigre

et sec. C'est une mouche nommé *œstre* qui, en perçant la peau, y dépose ses œufs, d'où sortent de petits vers qui se nourrissent quelque temps du suc de l'animal ; mais lorsqu'ils sont parvenus à une certaine grosseur, ils percent la peau et se jettent à terre.

Imbibez la partie, deux fois le jour, avec de l'huile d'olive, et ces vers périront.

Vers des intestins.

On trouve dans le bœuf comme dans le cheval les mêmes espèces de vers qui lui causent souvent des tranchées violentes. Dans les tranchées de vers comme dans les tranchées en général, l'animal s'agite, se débat, se jette à terre, se relève, s'appuie la tête contre la crèche, sue et regarde souvent son ventre. La maigreur, la perte d'appétit, le poil rude et hérissé, la peau collée aux os, quelquefois la toux, la fiente remplie de vers, ce sont là les signes certains de la présence des vers dans les intestins.

Tous les amers en général, sont bons contre les vers : les décoctions d'absynthe, de racine de fougère dans une pinte d'eau. J'aimerais mieux faire avaler de temps en temps une poignée de suie, deux onces de mousse de corse, ou quatre onces de fleurs de santoline ou sanguenitte , bouillies dans une pinte d'eau ou de vin.

Verrues , Porreaux.

Les verrues sont des excroissances de chair ou des durillons dont la tête est remplie de crevasses et de chairs fendues , qui se manifestent sur certaines parties du corps des animaux.

Raclez ces verrues , ou arrachez-les avec la pointe d'un couteau , et appliquez sur la plaie, de la couperose blanche en poudre; ou soupoudrez plusieurs fois la partie avec de l'arsenic jaune. Il serait dangereux d'appliquer ces remèdes sur les nerfs et les veines et de laisser l'animal y porter la dent.

Maladie des yeux.

Lorsque les yeux d'un animal sont larmoyants, rouges, enflés , blancs , troubles , obscurs , on juge que l'œil est affecté. Les maladies des yeux sont : les larmoyements, la fistule lacrymale , les taies , le dragon , la cataracte , le cul de verre et la goutte sereine.

Si les yeux sont larmoyants , étuvez-les souvent avec du vin éventé , ou frottez-les avec farine d'orge cuite au four , miel et eau mêlés ensemble ; ou introduisez dans l'œil , miel, graine de panis sauvage et suc de raifort.

Si les yeux sont enflés , appliquez-y un

cataplasme de farine de froment mêlée avec miel.

S'ils sont troubles, soufflez-y du sucre candi, de la canelle et de la racine de gingembre, pulvérisés.

S'il paraît une blancheur sur l'œil, faites un cataplasme de sel gemme et de mastic, pulverisés et incorporés avec miel que vous appliquerez sur l'œil, et renouvellerez plusieurs fois.

S'il y a une taie sur l'œil, pilez mouron rouge, pimprenelle, graine ou feuille de lierre ; exprimez-en le suc et appliquez-le sur la taie plusieurs jours de suite ; elle se dissipera. Le suc de plantain produit le même effet, ainsi que le sucre candi.

L'ongle est aussi une taie qui part du coin de l'œil et vient couvrir la prunelle. Cette cataracte cause une douleur à l'animal et le fait larmoyer. Passez un liard bien mince entre l'œil et la taie et tâchez de passer un fil avec une aiguille, à travers cette pellicule ; ensuite, tirant ce fil à vous vous pourrez facilement couper cette taie avec des ciseaux en coupant tout autour. L'opération faite, vous soufflerez plusieurs fois dans l'œil du sucre candi en poudre, ou du jus de plantain.

Pour les meurtrissures sur les yeux, on y applique une compresse de toile, imbibée de vin éventé, ou de vin rouge.

Le dragon est une opacité de l'œil qui est obscur, causée par un coup ou une humeur, sur le milieu de l'œil. Incurable.

Le cul de verre est une cataracte qui rend le milieu, ou le cristalin de l'œil, verdâtre. Incurable.

La goutte sereine est la perte de la vue par la paralysie du nerf optique sans aucune apparence de taies ni de taches sur l'œil. Cet aveuglement se fait souvent tout d'un coup. Quand cette maladie est ancienne, elle est incurable. On emploie les saignées au cou et au coin de l'œil, les sétons et l'herbe au cou, les lavements et les purgations, l'eau de plantain et les vapeurs de l'esprit de vin.

VACHE.

La vache s'appelle génisse jusqu'à deux ans ; mais quand elle a fait veau, on la nomme vache. On connaît son âge de la même manière que celui du bœuf. Les maladies de la vache sont, en général, les mêmes que celles du bœuf, à l'exception de celles qui suivent, qui lui sont particulières.

Accouchement, Vélement.

La vache porte neuf mois et fait veau au commencement du dixième. On connaît

que la vache est prête de vêler au gonflement
du pis, à l'abaissement et à l'affaissement
des flancs et de la croupe, aux agitations
et aux hurlements qu'elle pousse : alors, il
faut faire une bonne litière et veiller, afin
de donner des secours dans le besoin. Dès
que le veau est sorti, il faut lui jeter sur
le corps du sel et des miettes de pain, pour
obliger la mère à le lécher ; retirer les
délivres crainte que la vache ne les mange,
ce qui la ferait, dans la suite, périr de
consomption ; lui faire avaler un demi-
sceau d'eau tiède, mêlée avec du son ou
de la farine, afin de la fortifier, et continuer ce breuvage pendant cinq à six jours.
On doit bien se garder de donner aux vaches nouvellement vêlées une trop grande
quantité d'herbes fraîches ; car on leur
causerait une indigestion le plus souvent
mortelle.

On a vu quelquefois la vache mettre
bas deux veaux ; après le premier né, on
reconnaît qu'il y en a un second à la plénitude de la mère qui continue de faire
des efforts, et qui regarde son flanc ; alors,
pour lui donner plus de force, il faut lui
faire boire une bouteille de vin chaud.

Si la vache ne pouvait rendre son veau, il
faudrait lui faire prendre du safran, de la
graine de chanvre et de pelures d'oignons
dans de l'eau tiède, ou une chopine de vin,

avec une once d'extrait de genièvre ; et donner deux lavements d'eau tiède dans laquelle aurait bouilli de la sauge. Si le veau était trop gros pour pouvoir sortir, il faudrait injecter dans la matrice de l'eau tiède, bouillie avec des mauves ; graisser ensuite la main et aller chercher le veau, observant de le tirer la tête la première, comme il est marqué à l'article avortement. On peut encore relâcher la matrice, par une saignée au cou, des lavements d'eau tiède, l'application de linge imbibé d'eau tiède sur les reins, et les boissons d'eau blanche.

Avortement.

Si la vache, prête à vêler, piétine, meugle, se débat, se détord comme prise de colique ; si elle amouille de naissance et jette des filandres par la matrice, sondez les deux côtés des flancs afin de voir si le veau est mort ou déplacé. S'il n'est que déplacé, vous le sentirez remuer, se balancer, s'agiter, s'il est mort il sera immobile, sans changement de place et sans agitation.

Si le veau est déplacé, vous le remettrez à sa place en soulevant, à plusieurs reprises, avec un drap de lit, le ventre de la vache, et le ferez remonter de cette manière, après quoi vous saignerez à la veine du cou.

Si, lorsque vous lâchez doucement le

drap, la vache s'abat, c'est une marque que le veau est mort ou qu'il a les quatre pieds en haut, dans ces deux positions, il faut le tirer de cette manière : frottez votre main et tout le bras avec de la graisse, enfoncez-les dans la vêlière, cherchez-y le veau : quand vous l'aurez trouvé, tournez-le de manière que la tête soit sur les pieds de devant, percez-lui la mâchoire inférieure avec votre ongle, passez dans ce trou une corde, faites-y ensuite un nœud, puis tirez doucement les pieds avec la main qui est dans la vêlière, et, avec l'autre, le bout du cordeau, jusqu'à ce que le tout soit dehors. Il serait bon avant, et deux heures après l'opération, de lui faire avaler une chopine de vin avec une once de thériaque.

Si la vache était forcée dans la croisée, vous lui appliqueriez sur les reins une charge de poix navale chaude, étendue sur une toile.

Si, après l'extraction du veau ou des délivres, la vache éprouvait une faiblesse, un abattement, une difficulté de respirer et un battement de flancs, au lieu de vin et de thériaque, il faudrait lui donner quelques lavements d'eau tiède, une nourriture de son mouillé et de paille, et des boissons d'eau blanche, jusqu'à ce que le battement des flancs fût appaisé.

Carnosités, ou Durillons à l'entrée de la matrice ou de la vulve.

Le bœuf, quoique châtré, cherche encore à s'approcher de la vache lorsqu'elle est en chaleur; cet accouplement fait naître, à la vulve de la vache, des durillons ou espèces de verrues qu'il faut détruire, en les brûlant avec un fer rouge.

Chaleur de la vache.

C'est vers l'âge de deux ans qu'on doit faire saillir la vache pour la première fois, et cela, tous les ans après, jusqu'à quinze ou seize ans. Pour la présenter au taureau, on attend qu'elle soit en amour; quand elle est en chaleur, elle mugit continuellement et saute, indifféremment, sur les bœufs, les taureaux et même sur les autres vaches; elle s'agite et se tourmente par des bondissements réitérés, sa vulve est gonflée et proéminente en dehors. La vache qui n'est pas pleine, revient ordinairement en chaleur toutes les trois semaines: on doit profiter, pour la faire remplir, du moment où elle est plus forte, car elle retient plus facilement; rarement on est obligé de présenter plus de deux ou trois fois la vache au taureau; et, lorsqu'elle a été une fois couverte, on doit attendre qu'elle ait donné de nouveaux signes de chaleur. Depuis le moment de la conception jusqu'à la fin du neuvième mois , la vache porte son veau , et ce n'est qu'au commencement du dixième , qu'elle met bas.

Couvrement de la vache au temps qu'on désire.

Comme il est avantageux que les vaches conçoivent dans un temps plutôt que dans un autre , pour profiter des pâturages et avoir du beurre plus vîte , quand vous désirerez faire couvrir vos vaches sans qu'elles soient en chaleur , faites-leur avaler une chopine ou deux d'eau-de-vie , suivant la force , ou deux pots de forte bierre ; une heure après , conduisez-les au taureau , elles concevront.

Délivres , Vidanges , Arrière frais , pour faire la vache les jeter.

Lorsqu'après le vélage la vache est trop long-temps à se délivrer , il faut lui faire prendre une livre de mie de pain grillé et émietté , dans une bouteille de vin tiède , ou une poignée d'hyssope , deux ou trois poignées de gui d'épine et de rue , ou une livre de levain , une once de thériaque dans une bouteille et demie de cidre ou de vin. On peut réitérer ce remède plusieurs fois , en donnant peu à manger.

Si, vingt-quatre heures après ces remèdes,

il n'en résulte aucun effet , faites manger une poignée de savinier ou de rue , hachée avec une mesure d'avoine rôtie , une poignée de sel et un verre d'huile grasse ; ce remède fera jeter promptement les délivres.

Enflures des mamelles , Ronfle , Obstruction du lait.

Le ronfle est un accident ordinaire aux vaches à lait. Le pis devient dur , gros et douloureux , l'amouille n'est que comme une masse de chair , il n'a plus sa souplesse et sa mollesse ordinaire : tout porte à craindre que si on n'y porte remède , il ne s'y forme un ulcère.

Si vous faites bouillir du froment dans de l'eau et en frottez l'amouille , le ronfle se dissipera , ou frottez plusieurs fois le pis avec lie de vin , son de froment , molène et beurre doux , le tout cuit ensemble. Plusieurs étuvent de temps en temps la partie avec une décoction d'eau de mauve , de molène et de pariétaire.

Pour l'enflure de la mamelle , fricassez du lard avec de la bouse de vaches qui se soient nourries d'herbes tendres , et appliquez cet onguent tiède sur l'enflure.

Enhérissonnement , Vache enhérissonnée.

Si une vache , dit-on , vient à manger l'herbe sur laquelle le hérisson a passé récemment et déposé un mauvais air , peu de tempsaprèsl'animal tremble , frissonne, enfle , targe , perd le lait peu-à-peu et le rend entremêlé de sang ou d'eau rousse. La morsure de ce petit quadrupède produit le même effet. Quoi qu'il en soit , faites avaler à l'animal , une poignée de sel grillé et deux gousses d'ail pilé , dans une écuellée d'urine d'homme. Il serait bon de tirer un peu de sang du bout des oreilles et des petits ongles.

On donne encore , terre franche , suie de cheminée , de chaque une poignée , et deux œufs crus, le tout dans une écuellée de lait doux.

Si la mamelle avait été mordue , vous pourriez , après le breuvage précédent , frotter la partie lésée avec du sel et du savon bouillis dans de l'urine.

Foulon.

Le foulon prend dans l'amouille de la vache à lait. Dans un instant le lait se dissipe et tarit : le pis sec et aride devient comme pressé ou foulé. Souvent ce mal est le résultat d'une autre maladie.

Parfumez l'amouille avec du lait de beurre bouilli ou faites bouillir dans une pinte d'eau , une poignée de jonc haché et frottez-en le pis de la vache ;

Ou , prenez une poignée de terre franche,

une cuillerée de lait caillé et autant de
vinaigre ; démêlez le tout ensemble et
frottez-en l'amouille, le foulon se dissipera.

*Fraîcheur ou froidures amassées dans les
mamelles.*

Lorsque la vache se couche sur une terre
fraîche d'où il sort des exhalaisons,
il en résulte souvent une enflure ou une
dureté accompagnée de chaleur, dans un
côté de l'amouille ou du pis, qui empêche d'en extraire le lait.

Pour empêcher l'inflammation de se
former, tirez huit à dix fois par jour,
le plus de lait possible, du côté de la
dureté ; mettez dans la tetine ou le trayon
une petite plume, crainte qu'elle ne se
bouche ; frottez ensuite la partie durcie,
deux fois par jour, jusqu'à guérison, avec
de la graisse, des feuilles d'oseille et du
seneçon, le tout cuit ensemble. Les décoctions de mauve, de molène et fleurs
de sureau, peuvent aussi produire d'heureux résultats, étant appliquées en fomentations et en fumigations.

*Gales qui se forment aux tetons et aux
mamelles.*

Frottez deux fois par jour jusqu'à guérison, les mamelles après en avoir tiré le
lait, avec la composition suivante : li-
tharge d'or, blanc de céruse, mine de plomb,

de chaque une demi-once , incorporés avec graisse fondue.

Gerçures ou Crevasses aux mamelles ou aux tetines.

Frottez et bassinez de temps en temps la partie affligée avec de l'urine d'homme, tiède. Si, au bout de quatre jours, les mamelles ne sont pas guéries , faites fondre de la cire avec de l'huile d'olive et graissez les crevasses , deux fois par jour, après avoir tiré la vache.

Indigestion de l'herbe tendre.

Au printemps , à l'herbe nouvelle , les vaches altérées mangent avec avidité l'herbe fraîche , au point d'en être indisposées. Au retour du pâturage , on les voit lourdes, grosses , rondes , tremblantes, à plein cuir, et pouvant à peine respirer. Au premier aspect, on croirait que c'est un venin amassé.

Pour prévenir cet inconvénient , avant de les envoyer au pâturage , faites-leur avaler plein une coque d'œuf de goudron. Ce remède les garantira des premières impressions que fait sur elles une nourriture fraîche. Voyez aussi *indigestion.*

Lait épanché et répandu dans le sang.

Lorsque la vache que l'on tarit a une trop grande quantité de lait , il est sujet à se répandre dans la masse du sang : alors la bête devient pleine, replette, gonflée, triste, morne, indolente, dégoûtée, gênée dans la respiration, et rendant quelquefois le lait par les naseaux.

Pendant trois jours de suite, faites-lui, chaque jour, une saignée au cou et donnez-lui aussi, chaque jour, deux onces de résine en poudre et une once de foie d'antimoine dans une infusion d'une chopine d'eau, dans laquelle les forgerons trempent leur fer.

Lait trop abondant, le faire tarir.

Frottez la mamelle, pendant trois ou quatre jours avec des feuilles de sang de dragon et de la terre de briques ou de tuiles pilées et délayées avec du vinaigre, ou faites boire en deux fois deux pintes de verjus.

Il y a des fermiers qui font, pour cela, saigner leurs vaches et leur frottent le dos avec de la térébenthine et du goudron. Plusieurs aussi font fondre, sans bouillir, devant le feu, pour un sou de térébenthine dans une écuellée de lait, et en barbouillent les mamelles deux ou trois jours de suite.

Maigreur de la vache après le vêlage, Vache retreinte de veau.

Lorsque après le vêlage, la vache, soit pour avoir mangé ses délivres, soit par épuisement et manque de sucs nourriciers, devient maigre et sèche, ne rend la fiente qu'avec peine et paraît même constipée, faites-lui prendre les breuvages suivants : une noix de muscade et quatre pincées de poivre en poudre ; ensuite on peut faire avaler une bonne soupe grasse, composée d'une livre de beurre.

Les boissons d'eau blanche, de farine de seigle ou de son de froment avec une bonne nourriture d'herbes et de foin, ranimeront les forces.

On peut remplacer le premier remède en faisant avaler écorce de houx, racine de houx frêlon, dit fragonnière, de chaque une poignée, pilées, et cendre de sarment dans une écuellée d'urine d'homme.

Chûte ou renversement de la matrice. Ros qui sort de la nature de la vache. Forçure du taureau.

Certaines vaches, soit avant, soit après le vêlage, rejettent la matrice du vagin. Elle descend quelquefois jusqu'au-dessus du jarret ; et, lorsqu'elle est exposée au froid elle devient rouge et saignante.

Il faut essuyer la matrice avec un linge imbibé d'eau tiède, la soulever doucement et la repousser dans le vagin, au-delà de la croisée. Si la vache rejetait une seconde fois la matrice, vous lui appliqueriez sur le dos une besace pleine de cailloux , vous lui tiendriez la partie du devant plus basse que celle de derrière , et agiriez comme ci-dessus; ensuite, vous feriez bouillir une poignée de fleurs de sureau dans du vin rouge ; vous tremperiez un peu d'étoupes dans cette liqueur et l'enfonceriez dans le vagin. On peut, après cette opération , coudre sans danger, de quelques points, les lèvres du vagin avec du fil ciré , en observant de le découdre quelques jours après.

Pour les forçures de la matrice, causées par l'accouplement du taureau , on donne deux onces de thériaque dans chopine de vin.

Vache qui urine le sang. Voyez *Pissement de sang*.

Faites avaler une poignée d'amidon délayée dans de l'eau , plusieurs jours de suite ; donnez une nourriture sèche , telle que foin , paille , et peu à boire ; le pissement de sang cessera en vingt-quatre heures.

Vache taurelière.

La vache taurelière est celle qui ne se fait point remplir ; elle se fait néanmoins servir par le taureau à chaque instant, sans retenir ; elle est continuellement en amour ; elle beugle et mugit comme le taureau et porte la queue relevée. Les génisses qui ont les cornes, le cou et la croupe semblables au taureau, ne portent jamais veau, parce qu'elles sont mitigées : on les engraisse pour la boucherie.

Il faut diminuer la chaleur du sang par les saignées au cou, pendant plusieurs jours de suite, et couper avec des ciseaux un petit bouton vermeil qui se trouve dans le bas de la naissance ou de la vulve ; brûler ensuite la plaie avec un fer rougi au feu. Après cette opération, vous ferez prendre, pendant deux matins à jeûn, une poignée de feuilles de rue pilée, une demi-once de foie d'antimoine dans une chopine de cidre, ou bouilli dans trois chopines d'eau. Il est bon de tenir l'animal à la diète et de ne lui donner pour toute nourriture, pendant cinq jours, que du son, de la paille et de l'eau blanche.

LE VEAU.

Le veau, aussitôt après sa naissance, doit être porté devant la mère pour le lui faire lécher, et, pour cela, on lui jette sur le corps un peu de sel, de mie de pain ou du son. On le laisse auprès de sa mère pendant les six premiers jours, afin qu'il puisse téter à son aise. Après ce temps, il est bon de le séparer, car il épuiserait la vache , et de ne le laisser téter que trois ou quatre fois par jour , pendant trois ou quatre semaines , si on le destine à la boucherie , et pendant deux mois si on veut l'élever. Les fermiers qui veulent engraisser leurs veaux , leur font avaler tous les jours deux œufs crus, du lait bouilli avec de la mie de pain.

Quand on veut élever des veaux , on doit préférer ceux qui sont nés depuis mars jusqu'au mois de juin , à cause des froids de l'hiver ; dès qu'ils sont sevrés de la mère , jusqu'à l'âge de six mois, il faut leur donner de l'eau de son ou de farine mêlée avec un quart de lait trois fois le jour , de bonne herbe et de bon fourrage jusqu'à ce qu'ils soient capables de suivre leurs mères au pâturage.

Castration du taureau.

C'est vers l'âge de deux ans qu'on châtre le taureau que l'on destine au labourage. Pour cette opération on choisit un temps doux , comme le printemps ou l'automne : on commence par jeter l'animal par terre, puis on lui serre une jambe de derrière avec une corde qu'on lui passe par dessus le cou , afin de pouvoir saisir les testicules. Alors on bistourne les nerfs des testicules, on les presse fortement afin de détruire les vaisseaux qui y aboutissent ; on lie ensuite avec une ficelle les bourses au-dessus des testicules. Lorsque cette compression occasionne dans la suite une enflure , voyez ce mot.

Plusieurs font cette castration d'une autre manière. Après avoir jeté l'animal par terre ils serrent les nerfs du testicule ; font une incision aux bourses, coupent les testicules à l'extrémité qui tient aux nerfs , et les font sortir. Cela fait , ils lavent la partie avec de l'eau et y appliquent un emplâtre de poix, de cendre et d'huile fondues ensemble, et l'y laissent pendant trois jours. Après ce temps , ils le renouvellent jusqu'à guérison.

Après la castration on doit tenir l'animal à l'étable et ne lui donner que du foin , de la paille , du son et de l'eau blanche , pour toute nourriture.

Dévoiement ou Flux Dyssentérique des Veaux.

Les veaux sont sujets à un dévoiement accompagné de glaires entremêlés de sang ; ils deviennent maigres et décharnés , et finissent assez souvent par périr d'une maladie lente.

Faites-leur prendre plusieurs fois par jour jusqu'à guérison, quatre jaunes d'œufs dans une demi-chopine de vin rouge , et plusieurs lavements de décoction de graine de lin ou de son bouilli dans de l'eau.

Poux ou pouillotement des veaux.

Quand les jeunes veaux sont couverts de poux, ils deviennent maigres ; leur poil est moitié rongé, le cou et les épaules sont souvent pelés, ce qui les empêche de profiter.

Prenez une demi-livre de graisse de porc et une once de mercure ou de vif-argent ; pétrissez le tout ensemble ; frottez-en les endroits où il y a des poux, et ils périront.

DE LA MANIÈRE D'HERBER.

Prenez une grosse alène, percez de travers en travers la peau qui pend sous la gorge un peu au-dessus de la poitrine ; passez dans le trou une racine pelée d'ellébore noir, autrement dit pas de corbeau, et laissez-là quelque temps afin d'y attirer la suppuration. Au défaut de racine d'ellébore on peut se servir du bois de garou, de l'herbe aux gueux, de l'arum ou pied de veau, de tithymale.

On peut encore herber d'une autre manière par le moyen du séton. Percez d'outre en outre, avec un canif, la peau qui est au bas du fanon ou ailleurs ; passez-y une vieille corde ou une bande de toile d'un pied et demi de longueur et de la grosseur du doigt ; graissez cette corde avec du sain-doux ou du beurre frais , ou mieux avec de la térébenthine ; nouez les deux bouts ensemble , et remuez-la chaque jour en la graissant de nouveau , pour donner plus facilement cours à la suppuration jusqu'à ce que toute l'humeur soit dissipée.

OBSERVATIONS SUR LE POULS.

L'examen du pouls a l'avantage de nous faire connaître le degré d'intensité de la maladie et la probabilité du rétablissement. Le pouls se tâte en plaçant la main sur la , région des côtes qui répondent au cœur, ou sur l'artère qui passe sous la mâchoire inférieure ou de la joue. Dans un animal en santé, les battements sont d'environ trente-cinq à quarante par minute. Quand le cerveau est oppressé les pulsations sont plus lentes. Si le pouls s'élève à quatre-vingts ou quatre-vingt-dix à la minute, l'animal est en danger ; et, s'il passe cent, la maladie est presque toujours mortelle.

Un pouls dur ou serré, ou concentré , joint à quelque maladie , annonce qu'il faut employer la saignée.

Le pouls lent ou faible et concentré , ou resserré, est toujours à craindre. Quand il ne bat que par intervalles , c'est-à-dire , quand il se fait trois ou quatre battements de suite et que l'autre est long-temps à venir, il annonce la mort. Plus l'intervalle est long et les battements précipités, plus la mort est prochaine. Si l'artère est tendue et le pouls petit, serré inégal, il annonce la violence de la maladie.

Il est bon de remarquer ici que le pouls des jeunes veaux est un peu plus précipité que celui d'un vieil animal.

REMARQUES SUR LA SAIGNÉE.

On peut pratiquer la saignée de plusieurs manières ; mais la plus ordinaire se fait à la jugulaire, ou veine du cou, avec une lancette pareille à celle dont se servent les maréchaux, à l'égard des chevaux. L'opération est la même, à l'exception qu'on n'a pas besoin, le plus souvent, de ligature pour arrêter le sang.

La saignée au coin de l'œil se fait en serrant avec un lien le cou de l'animal très-près des oreilles, et en l'attachant ensuite avec un cordeau fort court à un petit piquet, de façon que le nez touche à terre. Après cette opération, on cherche la veine qui est au coin de l'œil, dans la petite cavité de l'os ; on la perce en y enfonçant de biais la lame d'un canif, et quand on veut arrêter le sang, il suffit de défaire la ligature du cou, sans rien mettre sur la plaie.

La saignée aux galets ou ongles du pied s'opère en les coupant tout-à-fait, à une ligne près de la peau, sans plus grande précaution. Si c'est en été, pour empêcher les mouches de se porter à cette partie, on y applique, trois heures après, un emplâtre de brai et graisse chaude.

On saigne : 1.º Au front, pour les douleurs de la tête et les autres maux qui y surviennent ; 2.º à la racine de la corne, pour les cornes rompues ou foulées par le joug, 3.º à côté de l'oreille, pour les foulures et enflures du cou ; 4.º à la veine de l'œil, pour les taies, blancs sur l'œil, pour les nuages, enflures et eaux qui s'y forment ; 5.º à la langue, pour l'appétit perdu, les ulcères, les chancres et les enflures de la bouche et du palais ; 6.º au-dessous de la gorge, pour les étranguillons, l'esquinancie et les sang-sues avalées ; 7.º au-dessous du cou, pour le chignon pelé, endurci ou enflé ; 8.º à l'épaule, pour les efforts et la dislocation ; 9.º sur le milieu du dos, quand la peau tient aux côtes ; 10.º au bas des flancs, pour les douleurs de ventre ; 11.º à la cuisse, quand elle est foulée ou déplacée ; 12.º au fourreau de la verge, quand la verge ou le fourreau sont enflés, ou qu'il y a quelques pierres dans ces parties ; pour la rétention ou suppression d'urine et le pissement de sang ; 13.° au-dessus de la corne du pied, pour les enflures, foulures, endurcissements et foulements du pied ; 14.° au talon, quand l'ongle tombe, ou lorsqu'il est cassé ou fendu.

Les saignées doivent toujours être placées dans les trois premiers jours de la maladie, et ne guère surpasser le nombre de trois ou quatre. La quantité du sang, à chaque saignée, ne doit pas dépasser deux bouteilles, et il vaut mieux réitérer que de saigner beaucoup à la fois. Dans les maladies inflammatoires qui se manifestent par des boutons à la peau ; dans les fièvres putrides ; dans l'abattement et l'épuisement des forces ; dans les frissons de fièvres, il ne faut jamais employer la saignée, parce qu'alors elle est très-nuisible.

FIN.

TABLE DES MATIÈRES.

Préface. 3
Age du bœuf. 5
Observations générales. 6
Symptômes des maladies et des remèdes généraux. 8
Abcès. 9
Air mauvais, voyez Contagion. 10
Apoplexie, Mort subite. Ib.
Apostumes, Tumeurs, Goètre. 12
Ancœur, Avant-cœur. Ib.
Barbes, Barbillons. 14
Battements des flancs. Ib.
Blessures. 15
Boiterie, Boitement. 16
Bouché dans le corps. 17
Bouche (maladies de la) Ib.
Boursouflure. 18
Bouse sèche. Ib.
Boyaux (Douleurs des). 19
Brûlure. Ib.
Catarrhe. 20
Cerf (Mal de). Ib.
Chancres du nez, de la langue. 21
Charbon de la langue. 22
Charbon de la peau. 23
Charbon, Musaraigne. 25
Charbonneuse (Fièvre). 26
Cirons, ou Ardens à la queue. 27
Clou ou Furoncle. 28
Clou de rue dans le pied. Ib.
Cœur (Mal de). Ib.

Cœur (Faiblesse de). 29
Cœur (Palpitation du). Ib.
Colique, Cru de ventre. 30
Constipation, Ventre resserré. 32
Contagion. 33
Contusion, Coup de cornes. 36
Corne cassée. Ib.
Courbature. 37
Cour de ventre. 38
Crampe au jarret. 39
Cru-volant (Enflure appelée). 40
Cuisse (Mal de). Ib.
Dartres ou Herpes. 41
Dégoût, Appétit perdu. 42
Dents gâtées. 44
Ébullition. Ib.
Échauffaison. 45
Échauffé (Animal vieil). 47
Ecorchure, Pelures du cou. Ib.
Encordement, Ecte grépée. 48.
Enflure du ventre, Tergement. 49
Enflure du cou, des jambes. 51
Entorses, Efforts des nerfs. 52
Envie de fienter, Epreintes. 54
Éreigne. Ib.
Érysipèle. Ib.
Esquinancie, Mal de gorge. 55

Étranguillon. 58
Fente à la corne du pied. 60
Fic sous le pied. Ib.
Fièvre en général. 61
Fièvre inflammatoire. 63
Fièvre putride. 64
Flux sanglant, dyssen-
terie. 65
Flux bouillant. 67
Fourbure. 68
Foûlure, Pied meurtri. 70
Fourchet. Ib.
Fumée avalée, Suffocation. 71
Gale. Ib.
Gangrène. 74
Gosier bouché. 75
Genou enflé. 77
Gras fondu. Ib.
Hémorrhagie du nez,
Perte de sang. 78
Herber (de la manière d'). 161
Hydropisie de poitrine,
du bas-ventre. 79
Indigestion. 80
Inflammation des intes-
tins. 82
Intestins gangrénés. 84
Inflammation du foie. Ib.
Inflammation des reins. 85
Inflammation de la vessie. Ib.
Jambe déboitée. 86
Jambe rompue. Ib.
Jaunisse. 87
Langueur. 88
Lente, Flux de sang. 90
Loupe ou bosse. 91
Maigreur, Sécheresse
du corps. 92
Malandres, Glandes du
jarret. Ib.
Morfondure. 93
Morsure en général. 94
Morve, Ecoulement du
nez. 95

Mufle enflé. 96
Ongle fendu. Ib.
Paresse du ventre. 97
Paralysie. 98
Peau collée à la chair. 99
Peau soulevée par l'eau. 100
Palais enflé. Ib.
Peste blanche. 101
Pied piqué. 102
Pierre ou Gravelle. 103
Piqûre de bêtes veni-
meuses. 104
Pissement de sang. 105
Animal qui ne pisse plus
par le sang. 107
Pleurésie. 108
Poil tombé. 110
Poison avalé. Ib.
Poux, Pouillotement. 111
Pouls, Connaissance du
pouls. 162
Pulmonie, Phtisie. Ib.
Pus épanché dans les
poumons. 114
Rage. 115
Rate (Douleur de). 116
Reins (Mal de). 117
Reins (Efforts des). 118
Relâchement de la
luette. 119
Retention d'urine. Ib.
Roideur du cou, des
jambes. 121
Saignée, manière de la
faire. 163
Sang (Plénitude de). Ib.
Sang-sue dans le gosier. 122
Signes de mort. Ib.
Suppression d'urine. 123
Tamouche ou cru jaune. 124
Tas (Mal du). 125
Taupe (De la). Ib.
Taurelier (Bœuf). 126
Testicules enflés. Ib.

Tête (Douleur de). 127
Toux. 129
Tranchées ou Colique. 131
Transpiration arrêtée. 135
Tremblement ou frissons. 136
Tumeurs ou Enflures. Ib.
Tympanite ou Hydropi-
   sie sèche. 137
Ulcères. 138
Urine (Flux d'). Ib.
Venin dormant, Pienne,
   Cru sec. 139
Venin hâté. 140
Verge enflammée. 141
Vers du bouvier. Ib.
Vers des intestins. 142
Verrues, Porreaux. 143
Yeux (Mal des). Ib.
VACHE, de la vache
   et de ses maladies. 145
Accouchement, vêlement. Ib.
Avortement. 147
Carnosités ou Durillons à
   la matrice. 149
Chaleur de la vache. Ib
Couvrement de la vache. 150

Délivres, Vidanges. 150
Enflure, ronfle des ma-
   melles. 151
Enhérissonnement. Ib.
Foulon. 152
Fraîcheurs dans les ma-
   melles. 153
Gales des mamelles. Ib.
Gerçures, Crevasses des
   mamelles. 154
Indigestion de la vache Ib.
Lait répandu dans le
   sang. Ib.
Lait trop abondant. 155
Maigreur après le vê-
   lage. Ib.
Matrice (Chute de la). 156
Matrice (Forçure de la). Ib.
Vache qui pisse le sang. 157
Vache taurelière. Ib.
Veau et ses soins (le). 158
Veau (Castration du). 159
Veau (Dévoiement ou
   Dyssenterie du). 160
Veaux (Poux des). 161

FIN DE LA TABLE.